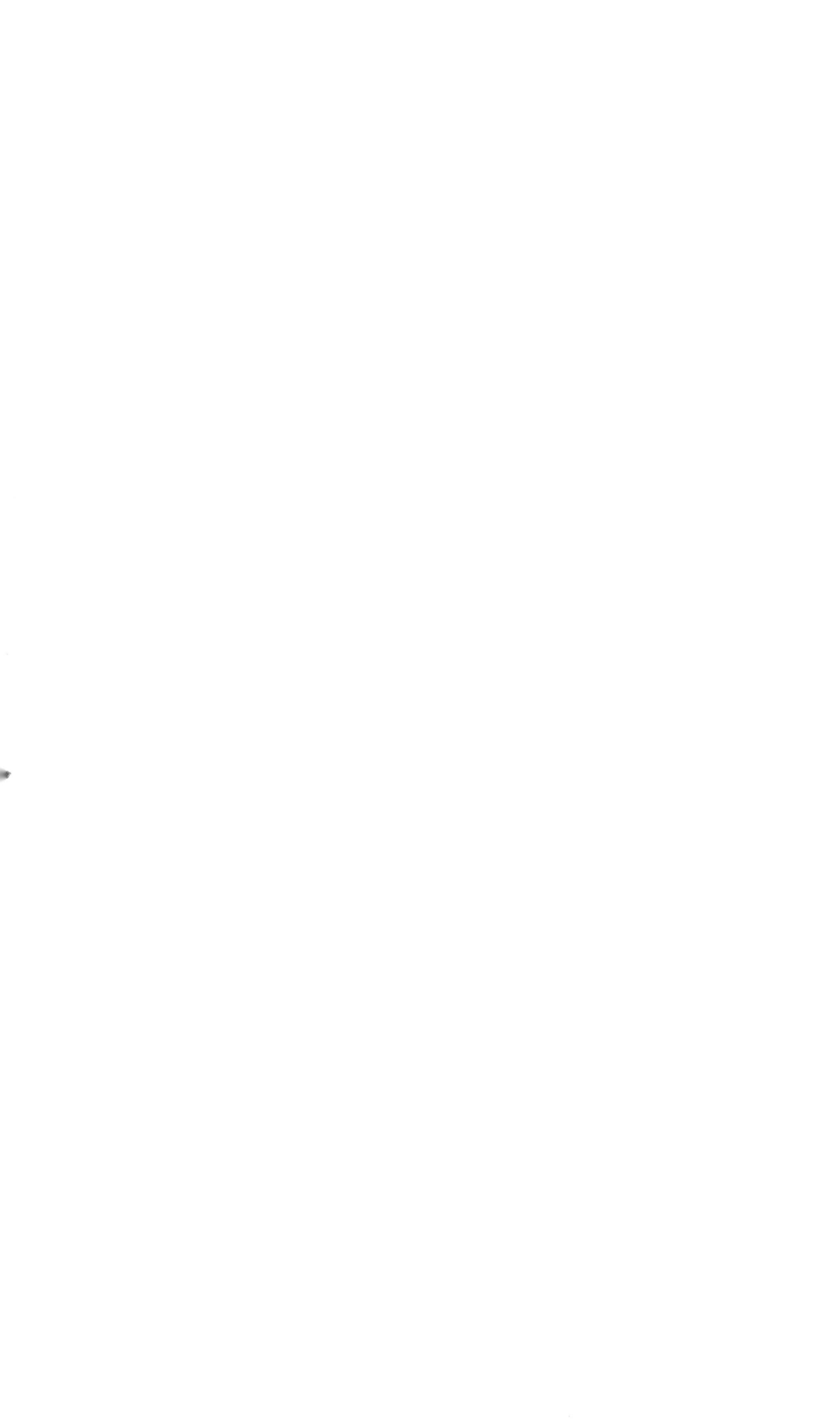

LE MAGNÉTISME ANIMAL

CONSIDÉRÉ COMME

MOYEN THÉRAPEUTIQUE.

METZ, DE L'IMPRIMERIE DE COLLIGNON.

LE MAGNÉTISME
ANIMAL

CONSIDÉRÉ COMME

MOYEN THÉRAPEUTIQUE;

SON APPLICATION

AU TRAITEMENT DE

DEUX CAS REMARQUABLES DE NÉVROPATHIE,

PAR

CHARLES DE RÉSIMONT,

DOCTEUR EN MÉDECINE DE LA FACULTÉ DE PARIS, MEMBRE DE LA SOCIÉTÉ D'HISTOIRE NATURELLE DE LA MOSELLE, CORRESPONDANT DE LA SOCIÉTÉ MÉDICALE D'ÉMULATION DE LYON.

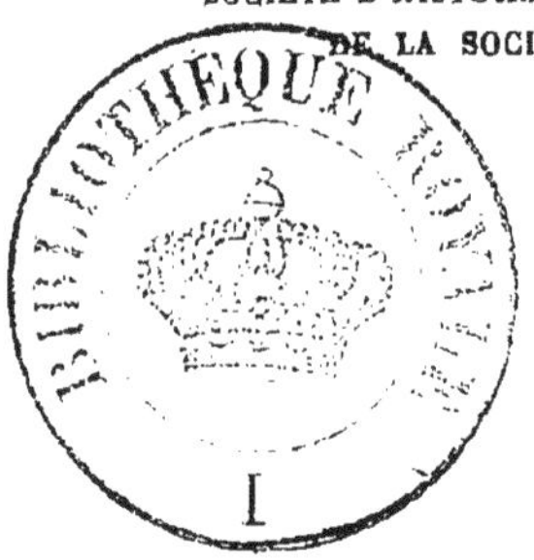

PARIS,
GERMER - BAILLIÈRE, rue de l'École de Médecine, 17.

LONDRES,
H. BAILLIÈRE, 219, Régent-Street.

JUILLET 1843.

PRÉFACE.

Le Médecin qui comprend bien toute l'importance de son honorable mission, ne doit négliger aucun des moyens qui peuvent guérir, ou du moins soulager ceux qui se confient à ses soins.

Pénétré de toute l'étendue des devoirs que j'ai à remplir, et connaissant aussi l'insuffisance, dans quelques cas, de la médecine telle qu'on la fait habituellement, je me suis demandé si toutes les maladies réputées incurables l'étaient réellement, s'il n'était pas possible d'arracher plus de victimes à la mort? Je me suis mis à l'œuvre, et j'ai vu dans le magnétisme un moyen de plus, un auxiliaire.

J'ai trouvé bien des obstacles sur mon passage; j'ai eu bien des préjugés à combattre; j'ai bien souffert; mais qu'importe, ma conscience est satisfaite, et j'ai vu se dérouler à mes yeux des phénomènes qui, jusque là, m'étaient complètement étrangers. Je ne me plains que d'une seule chose : c'est de ne pas les avoir observés plus tôt.

C'est un devoir pour moi de faire connaître le résultat de mes travaux : l'humanité pourra, je pense, en tirer quelque profit ; ceux qui s'occupent sérieusement de magnétisme pourront y trouver quelqu'intérêt ; c'est à eux que je m'adresse et non point aux hommes qui, n'ayant pas étudié la science dont je m'occupe, ne pourraient me comprendre.

Mon ouvrage s'adresse surtout aux Médecins magnétistes dont je vois avec joie, avec fierté, le nombre augmenter chaque jour. Oui, ils remplissent dignement leur mandat ceux qui, à l'exemple des Georget (1), des Petetin et d'autres encore, ne craignent pas d'avouer hautement ce qu'ils ont vu, d'avouer hautement leur croyance à une science qui peut rendre d'immenses services à l'humanité, qui peut être appelée, elle aussi, à soulager l'homme dans ses misères.

Je sais qu'il est beaucoup de Médecins très-honorables, très-érudits qui sont initiés au magnétisme, qui y croient, mais qui taisent leur croyance

(1) On sait que le docteur Georget, Médecin d'un grand mérite, consacra au magnétisme un chapitre de sa *Physiologie du système nerveux*. Voyez tome 1er, chapitre 3, pag. 268 à 301, et tome 2, pages 404 et 405. — 1821. Il lui rendit aussi un éclatant hommage dans son testament. Voyez Archives générales de médecine, tome 17, page 155.

dans la crainte qu'un tel aveu ne nuise à leur réputation scientifique. Ne sont-ils pas dans l'erreur? Ne serait-il pas absurde, plus qu'absurde d'accuser un Médecin, de vouloir déprécier le mérite qu'il peut avoir, parce qu'il se met à la recherche d'un moyen de plus, parce que, après l'avoir mûrement et consciencieusement étudié, il l'emploie avec franchise?

L'application de ce moyen est pénible, fatigante: – C'est vrai; et je sais que l'ingratitude, cette plaie, cette lèpre de tous les siècles, que rencontre souvent le Médecin, est bien faite pour refouler en lui tout sentiment de philantropie, de dévouement; oui, j'en conviens, rien n'est plus poignant; mais il est beau de travailler pour la science; il est beau, que dis-je! il est grand et noble de travailler par esprit de charité, de travailler pour Dieu! car l'homme, quelque riche et quelque généreux qu'il soit, ne peut payer celui qui use sa vie pour ranimer celle de son semblable, qui le sauve aux dépens de sa santé; non, il ne peut être pleinement récompensé que par celui qui juge et qui gouverne tout.

Je n'ignore pas non plus que l'éloignement de beaucoup de Médecins pour le magnétisme vient de ce que des enthousiastes éblouis par quelques faits, ont prétendu qu'il renversait la médecine, qu'il l'annihilait; cette prétention, selon moi, n'a pu que dévoiler toute la nullité non seulement de leur savoir, mais aussi de leur jugement.

Non, ces enthousiastes ne sont ni médecins ni magnétistes éclairés, car ils sauraient que le magnétisme ne peut renverser la médecine; car ils sauraient que la médecine, toute incomplète qu'elle est encore, et c'est le sort des sciences naturelles, agit avec certitude dans beaucoup de cas, a fait de grandes et incontestables conquêtes, témoins le quinquina, le mercure, l'inoculation, le soufre, l'antimoine, et tant d'autres agents thérapeutiques, tant d'autres médications encore que nous voyons tous les jours triompher des maladies les plus rebelles. Non, le magnétisme ne peut renverser la médecine, car souvent elle n'a pas besoin de lui pour guérir, souvent il est insuffisant, souvent enfin son emploi serait inopportun; il ne peut donc être, *pour elle*, qu'un moyen de plus, qu'un auxiliaire dont il faut user avec prudence, avec connaissance de cause. Voilà mon opinion, elle est fondée sur quatre années d'expérimentation.

JOURNAL

D'UNE

OBSERVATION DE NÉVROPATHIE

COMPLIQUÉE

DE CATALEPSIE, DE SOMNAMBULISME, D'HYSTÉRIE

ET

D'INFLAMMATION CHRONIQUE DE PLUSIEURS ORGANES.

PREMIÈRE ÉPOQUE.

TRAITEMENT
PAR LA MÉDECINE ORDINAIRE.

Le dix-neuf mai 1839 je fus prié de voir Madame la vicomtesse de T*** chez une personne de sa connaissance (Madame de T*** demeure à une lieue et demie de Metz); je la trouvai en proie à une céphalalgie assez intense. Pendant que je causais avec elle, Mlle Valérie de T***, sa fille, jeune personne de dix-huit ans, fortement constituée, d'un tempérament nerveux et sanguin, cheveux bruns, teint brun, eut une crise nerveuse des plus violentes : les poings fermés, elle se frappait, à coups redoublés, la poitrine, le front, le dos et le ventre ; ses yeux étaient fixes, sa figure exprimait la douleur la plus aiguë, le tronc était fortement renversé, les pommettes et le nez colorés d'un rouge vif. Elle se levait, s'approchait de la fenêtre qui était ouverte, son agitation était extrême, elle respirait avec on ne saurait plus de difficulté. Lorsque sa mère voulait l'empêcher de se donner des coups, elle s'écriait, en fixant sur elle un œil hagard : « Qui êtes-vous ? je » ne vous connais pas. — Où est ma mère ? je veux la » voir. — Dites-moi, est-ce qu'elle est malade ? — » Oh que je souffre ! » Et malgré tous les efforts de sa mère pour l'en empêcher, elle recommençait à se frapper avec violence, elle refusait l'eau sucrée qu'on lui offrait, et dans laquelle on avait mis quelques gouttes d'éther sulfurique.

Cette crise dura trois quarts d'heure, puis la malade se calma et dit à sa mère : « Je te reconnais. » — Je n'ai plus mal ». C'est toujours ainsi, me dit Madame de T***, qu'ont lieu ses crises, et c'est ainsi qu'elles finissent. Voudriez-vous, Monsieur, lui donner des soins ? car c'est plutôt pour elle que je vous ai prié de venir, que pour moi ; ma pauvre enfant est malade depuis bien long-temps ; souvent elle a, par jour, plusieurs crises comme celle dont vous avez été témoin; elle est habituellement très-échauffée, elle souffre constamment de l'estomac, vomit presque tout ce qu'elle prend, aussi voyez comme elle est maigre; la menstruation se fait chez elle très-irrégulièrement, elle est pour ainsi dire nulle en ce moment; elle a eu d'assez fréquents saignements de nez, et ils ont toujours été suivis de crises très-violentes; aussi le médecin qui l'a soignée l'an dernier aux eaux de Luxeuil (M. le Docteur R***) a-t-il déclaré que la plus petite saignée pourrait lui faire le plus grand mal, pourrait la tuer; que son sang était appauvri, manquait de fibrine; qu'il lui fallait un régime alimentaire très-substantiel, des vins généreux. A part une application de sangsues qui lui a été prescrite au creux de l'estomac par M. S***, et qui lui a fait beaucoup de mal, probablement parce qu'elle a perdu beaucoup trop de sang (la malade avait alors la rougeole), *tous les médecins* qui l'ont soignée ne lui ont prescrit que des antispasmodiques, de l'éther, du musc, de la valériane, beaucoup d'exercice, des bains et une très-bonne nourriture.

L'état de Mlle de T*** me paraissait bien extraordinaire, tout à fait exceptionnel; je ne concevais pas non plus que les médecins qui m'avaient précédé eussent proscrit toute espèce de saignée, mais les craintes de sa mère et l'exaspération des crises pour la plus légère épistaxis, me déterminèrent à ne prescrire, pour le moment, que des lavements émollients, des bains à une température peu élevée, de l'exercice sans fatigue, éviter le soleil, manger fort peu à la fois et seulement des mets de digestion très-facile, tels que légumes frais, poulet rôti, fruits rouges; pour tisane, sirops de groseilles ou d'orgeat très-étendus d'eau.

La malade souffrait beaucoup le long de la colonne vertébrale: je prescrivis des frictions avec la pommade d'extrait de belladone.

Je priai Madame de T*** de m'amener sa fille assez souvent pour que je pusse observer sa maladie que vraiment j'étais loin de connaître, et je lui recommandai de lui épargner, autant que possible, toute espèce d'émotion, de contrariété.

Je revis la malade le 24 mai: je ne trouvai aucune amélioration dans son état; depuis quelques jours le corps s'était recouvert de grandes taches rouges dans plusieurs endroits, mais notamment à la face, à la poitrine et au ventre. De violentes douleurs se faisaient toujours sentir sur le trajet de la colonne vertébrale, surtout depuis la nuque jusqu'à la fin de la région cervicale. « Parfois, me dit la mère, elle s'arrête tout à coup, ses yeux deviennent fixes, la pupille dirigée en haut, sa poitrine se renverse fortement; ces espèces d'extases ont surtout lieu quand ma pauvre enfant a fait de la musique, et elle l'aime passionnément; si je la laissais faire elle resterait à son piano du matin au soir; elle aime surtout la musique triste, la musique qui met ses nerfs en vibration. »

Cette fois je pus interroger la malade (jusque là je n'avais pu en obtenir que des monosyllabes): elle me dit qu'elle souffrait beaucoup de la tête, qu'elle éprouvait des douleurs très-aiguës à l'épigastre et dans tout l'abdomen. Sa langue était parsemée de petites taches rouges, surtout au bord, et recouverte en même temps d'un enduit jaunâtre. Le pouls était plein et fréquent, rarement calme, seulement entre les accès. Il y avait toujours perte d'appétit; la malade vomissait un instant après avoir mangé, et cependant elle prenait très-peu d'aliments à la fois. Peu de jours se passaient sans qu'elle n'eût une crise, elle en avait quelquefois plusieurs. Dans le milieu de la journée elle éprouvait beaucoup d'accablement. La chaleur était alors excessive, l'atmosphère très-chargée d'électricité.

Je prescrivis à peu près le même traitement; j'engageai la malade à continuer la pommade d'extrait de belladone, et à se faire sur l'abdomen des embrocations avec un liniment sédatif composé d'onguent d'althéa et de laudanum liquide de Sydenham: même régime alimentaire; continuation des lavements émollients et des bains, une potion antispasmodique à prendre par cuillerée.

Quelques jours après je reçus de Mme la comtesse de S^t^.-O***, grand'mère de la malade, la lettre suivante:

La maison R. dimanche soir 2 juin 1839.

« Voici le bulletin de la santé de Mlle Valérie de T*** pour ces deux derniers jours seulement : hier samedi la journée s'est passée dans le malaise, l'accablement ordinaire, les maux de cœur et le manque d'appétit; elle a éprouvé un léger frisson vers quatre heures et demie du soir, mais qui n'a été suivi ni de chaleurs, ni de transpiration. Les rougeurs de la peau ont disparu. Elle n'a pu supporter que vingt minutes de bain.

Aujourd'hui dimanche même accablement dans le milieu du jour qui peut avoir été provoqué par l'excessive chaleur. Une douleur, mais cette fois supportable, s'est encore fait sentir depuis la nuque jusqu'au milieu des épaules. Maux de cœur et dégoût, mais point de frissons. Elle éprouve toujours mêmes douleurs du côté, du ventre et de la tête, mais point de crises bien marquées. Le liniment calme les douleurs du ventre pour quelques instants.

Je suis avec considération, Monsieur le Docteur, votre très-humble servante,

La Ctesse DE S^{t}.-O*** ».

Dans ma réponse à Madame de S^{t}.-O***, j'engageais la malade à suivre encore mes dernières prescriptions.

Peu de temps après Madame de T*** m'écrivit:

Maison R., ce samedi 17 juin.

Monsieur,

« Ma fille a pu prendre aujourd'hui son bain d'une demi-heure. Ma mère a omis, dans son compte rendu, de vous dire qu'elle avait la bouche très-mauvaise le matin et la langue très-chargée. Veuillez bien agréer, Monsieur, l'assurance de ma consition distinguée,

Vtesse de T***. »

Ces dames revinrent à Metz le 19 juin ; la malade était à peu près dans le même état, il y avait toujours vomissement après l'ingestion de la moindre quantité d'aliments ; ces vomissements étaient presque toujours suivis de syncopes ; l'amaigrissement augmentait de jour en jour.

Je fus encore témoin d'une crise des plus violentes, presqu'entièrement semblable à la première que j'avais observée, et qui dura au moins une heure. Dans cette crise il y eut plusieurs extases cataleptiques avec renversement très-prononcé du tronc, je crus reconnaître quelques éclairs de somnambulisme spontané. — Je songeai alors au magnétisme, et pour commencer, je pris la main de la malade en voulant mentalement qu'elle se calmât. — Bientôt son bras fut agité par une violente contraction que je ne puis mieux comparer qu'à l'effet d'une décharge électrique. Jusque là le contact des personnes qui se trouvaient réunies dans l'appartement m'avait paru lui être extrêmement douloureux, augmenter considérablement son excitation nerveuse. — Je fus plus heureux, je parvins à la calmer. — La crise se termina comme toutes les autres : « Maman, je te reconnais. — Je n'ai plus mal. »

J'engageai la malade à prendre, chaque jour, deux pilules composées de poudre de castoreum, extrait de valériane, oxide de zinc et sirop d'armoise. — Du reste je prescrivis à peu près le même traitement, me réservant de proposer plus tard un moyen dont la puissance venait de m'être révélée : je veux parler du magnétisme.

Le 22 juin je reçus de Madame de T*** la lettre qui suit :

Ce samedi 22 juin 1839.

« Je n'ai malheureusement, Monsieur, aucune amélioration à vous annoncer : les diverses douleurs, le mal de cœur, le dégoût et l'accablement sont toujours les mêmes ; hier et ce matin ma fille a eu deux courtes crises après son bain ; je n'ai pu obtenir qu'elle mangeât de la viande, elle a seulement pris hier une laitue au bouillon, et va prendre tout à l'heure un œuf au bouillon.

Nous désirerions, Monsieur, si cela vous était possible, que vous vissiez une de ses journées entières, et qu'alors, en venant lundi prochain, vous

vous arrangeassiez de manière à rester jusqu'à mardi soir. Veuillez me dire si vous le pouvez.

Agréez je vous prie, Monsieur, l'assurance de ma considération distinguée,

V^tesse DE T***. »

P. S. Les pilules n'ont rien causé d'extraordinaire, ni chaleur ni pesanteur.

Je me rendis au désir de Madame de T*** : j'arrivai chez elle dans l'après-midi du lundi 24; j'assistai au dîner de la malade, elle mangea fort peu et elle ne vomit pas (depuis quelques jours elle avait cessé de vomir après ses repas), mais elle eut plusieurs syncopes, puis une crise qui dura assez long-temps, et qui ne différait en rien des autres; je pus encore la calmer en lui prenant la main, mais je ne pus faire cesser la crise quoique j'en exprimasse mentalement la ferme volonté.

Il y avait un retard de plusieurs jours dans la menstruation, aussi la face était-elle encore plus colorée, les crises plus fréquentes et plus rapprochées, les extrémités inférieures toujours froides; la malade passait de fort mauvaises nuits; elle dormait à peine quelques heures et encore d'un mauvais sommeil, on ne saurait plus agité. Les extases cataleptiques étaient très-fréquentes, elles avaient lieu subitement, souvent pendant que la malade causait ou marchait; le tronc était toujours alors fortement renversé.

Les pilules de castoreum et de valériane n'ayant pas surexcité l'estomac, les vomissements ayant cessé depuis quelques jours, je prescrivis alors de l'assa fœtida aussi en pilules, et malgré l'extrême répugnance de la malade pour ce médicament dont elle avait déjà fait usage avant que je ne lui donnasse des soins, elle se décida à en prendre deux ou trois pilules par jour. Dans l'intention de rappeler la menstruation, chose fort importante, je prescrivis des bains de pieds, des fumigations aromatiques dirigées vers les organes sexuels, et de l'exercice. Je pensais aussi qu'une application de sangsues à la vulve pouvait très-bien convenir, mais toute émission sanguine était proscrite : la mère ne voulait pas en entendre parler; il fallut bien se résigner. J'aurais agi avec beaucoup de maladresse si, dans ce moment, j'avais heurté ses opinions ; pressentant qu'une lutte devait bientôt s'engager entre nous, je me soumettais à tout, j'entrais dans ses idées, pour captiver sa confiance, gagner un peu de temps, et parvenir à mon but...... sauver son enfant.

Mlle Valérie vint à Metz le jeudi suivant : mes prescriptions avaient été suivies exactement, et cependant la menstruation n'avait pas eu lieu ; l'état de la malade était toujours le même, les vomissements avaient reparu ; craignant que l'assa fœtida n'en fut cause, je l'engageai à ne plus en prendre; du reste, continuation des bains de pieds, des fumigations aromatiques et des grands bains, un cataplasme émollient sur l'abdomen, pour la nuit, un lavement miellé chaque matin.

Ne voyant aucune amélioration chez la malade et pensant bien aussi que j'avais affaire à un mal exceptionnel, je crus qu'il fallait lui opposer, et le plus tôt possible, un moyen pris en dehors de la voie battue; je me décidai donc, avant de me retirer, à proposer le *magnétisme*, mais sans avoir l'air de parler tout à fait sérieusement. Madame de T*** me répondit en souriant : « Que ne ferais-je pas pour obtenir la guérison de ma fille ! je ne dis pas non, mais je ne dis pas oui, je ne vous promets rien. » Le mot magnétisme avait fait tressaillir la malade. — Qui me magnétiserait, me dit-elle? — Moi, lui répondis-je, si cela vous convient; elle me regarda fixément, puis une violente contraction parcourut tout son corps avec la rapidité de l'éclair.

Le samedi 19 juin Madame de T*** m'écrivit :

« Je vous adresse, Monsieur, le bulletin de ces deux jours.

» D'abord ma pauvre malade a été tellement fatiguée de sa course, qu'elle n'en recommencera pas de sitôt.

» Elle a régulièrement de fortes crises après avoir mangé, ainsi que dans le bain, ce qui fait deux par jour, sans compter les ressentiments tels que vous les avez vus; cependant celle de ce matin, dans le bain, a été bien moins forte que celle d'hier, et, sauf votre avis, je ne crois pas qu'il faille cesser les bains; elle les prend de trois quarts d'heure.

» Quant à ses repas, ils ne sont pas plus considérables que vous ne les avez vus. Elle dort fort peu, tout au plus trois ou quatre heures par nuit; je vais ce soir essayer de la faire coucher plus tôt, à neuf heures. Il y a beaucoup plus d'extase dans les crises, il y a du ravalement (1). *Les pieds et les mains sont comme du marbre.*

» Tout son corps est tellement douloureux qu'on ne peut la toucher, et que ses vêtements lui font mal; le dos est encore plus douloureux que le reste. Elle a pris deux lavements au miel qui ont fait énormément d'effet: les matières étaient noires et comme recuites.

» Nous trouvons la journée meilleure parce qu'il y a eu beaucoup plus de calme.

» Ne serait-il pas nécessaire que vous vissiez ces extases? Faut-il prendre plus que les deux pilules prescrites?

» La première fumigation n'a pu être que d'un quart d'heure, la seconde de 25 minutes.

» Vous voyez, Monsieur, que son état est loin de s'améliorer.

---

(1) Pendant ses extases cataleptiques, la malade faisait souvent un mouvement semblable à celui qui a lieu pendant la déglutition.

» Veuillez, Monsieur, agréer l'assurance de ma considération très-distinguée,

» V^{tesse} DE T***.

» J'ai oublié d'ajouter qu'elle s'arquait plus souvent pendant ses crises. »

J'allai de nouveau chez la malade, j'y arrivai dans la soirée; elle venait d'avoir une crise des plus violentes. Ily avait toujours vomissements suivis de syncope peu de temps après l'ingestion des aliments, la maigreur allait toujours en augmentant. Les pommettes et le nez colorés d'un rouge vif; la bouche mauvaise, la langue parsemée de taches rouges sur ses bords, et recouverte, dans son milieu, d'un enduit jaunâtre. Les extases cataleptiques devenaient de plus en plus fréquentes, presque toujours elles étaient accompagnées d'opisthotonos.

N'ayant obtenu de la mère qu'une réponse évasive, fort peu satisfaisante, lorsque je lui avais parlé de magnétisme, je me décidai à m'adresser à M. de T***, ancien militaire, avec lequel, sous plusieurs rapports, je m'entendais déjà parfaitement. Ma proposition fût très-bien accueillie: j'ai confiance en vous, me dit-il, et par conséquent dans le moyen dont vous me parlez; mais je ne sais si Madame de T*** en voudra. Je passai la nuit à la maison R. Le lendemain matin la malade eût une crise. Elle se frappait à coups redoublés notamment la tête, la poitrine et le ventre; elle poussait des cris très-aigus qui exprimaient de violentes souffrances. Je lui pris la main, je voulus mentalement qu'elle se calmât, et son agitation diminua considérablement. Bien assuré dès-lors de la puissance magnétique que je pouvais exercer sur elle, et pour savoir jusqu'où elle s'étendait déjà, je fis l'expérience suivante: Me promenant dans une prairie avec la malade et quelques-uns de ses parents, je fis le tour d'une meule de foin, allant tantôt de gauche à droite, tantôt de droite à gauche; la malade me suivait pas à pas, s'arrêtait en même temps que moi, en un mot elle imitait exactement mes espèces d'évolutions. (Je dois faire observer que depuis le matin elle était presque toujours en crise. La première exceptée, les autres n'étaient, pour moi, que des ressentiments de crise. Je sus plus tard que cet état était tout à fait magnétique). Après nous être promenés longtemps dans la prairie nous revînmes au jardin; des maçons travaillaient tout près de nous; le bruit de la pioche et du marteau faisait horriblement souffrir Mlle Valérie; elle s'agitait convulsivement, tout son corps se contractait; il y avait soubresaut des tendons; puis une syncope succédait à cette violente excitation. Jusque là son père s'était chargé de la soutenir dans ses bras et d'empêcher qu'elle ne se fit du mal; le voyant très-fatigué, je m'assis près de la malade dont la faiblesse venait de cesser, et qui recommençait à s'agiter violemment. Je la touche, elle se calme à l'instant ; je lui fais sur les bras des frictions, qui n'étaient autre chose que du magnétisme, elle ne tarde pas à s'endormir. Madame de St-O*** et M. de T*** sont émerveillés, le sommeil de la malade est on ne saurait plus calme, il dure à peu près une heure et demie. Au bout de ce temps elle s'éveille, se lève brusquement, et se dirige en courant vers la maison. Nous l'avons bientôt rejointe, elle est très-agitée, et cette agitation est encore augmentée par le bruit que font les ouvriers. Chaque coup de marteau la fait tressaillir ; elle souffre horriblement. On ordonne aux ouvriers de cesser, et cependant ils continuent à marteler, mais de loin en loin, le bruit qu'ils font est à peine entendu, cependant il impressionne fortement la malade. Je lui prends la main, elle se calme. Je frappe du pied avec violence, ce bruit ne lui fait aucun mal. Je donne plusieurs coups de poing sur les vitres, j'ouvre une porte qui se trouve derrière elle, et je la referme brusquement, la malade ne donne pas le moindre signe d'excitation, elle paraît vraiment n'avoir rien entendu. Je tiens sa main un instant encore ; je prie son père de frapper légèrement sur la fenêtre, elle s'agite violemment. Ces faits me prouvent jusqu'à l'évidence que déjà je suis avec la malade dans un rapport magnétique bien établi, mais elle n'est point encore isolée puisqu'elle n'a pas cessé d'être impressionnable au bruit que font d'autres personnes, lors même que je suis en contact avec elle. Le repos que je lui avais procuré en la touchant, en lui faisant des frictions, augmentait de beaucoup la confiance que son père avait dans le magnétisme. Madame de St-O***, sa grand'mère, était aussi *presque* d'avis qu'on l'employât; mais il n'en était pas de même de Madame de T***: elle avait consulté certains personnages qui avaient sur elle la plus grande influence; dès-lors le magnétisme n'était plus à ses yeux qu'une œuvre satanique, et sa conscience lui faisait un devoir de préférer la mort de sa fille, à sa guérison par un tel moyen.

A partir de ce jour je ne fus plus à ses yeux qu'un démonolâtre, un émissaire de Belzébut.

J'étais, pour sa fille, profondément affligé de la résolution *qu'on lui avait fait prendre*. Dans le but de faire cesser ses préventions, ou pour empêcher du moins qu'elles ne me fussent si défavorables et en même temps si préjudiciables à Mlle Valérie, j'engageai M. de T*** à la magnétiser. Il me promit de le faire, me disant qu'il serait enchanté de pouvoir réussir; et je croyais assurément que rien ne lui serait plus facile, mais j'étais dans l'erreur: l'effet que j'avais produit sur elle, par un simple contact et quelques frictions magnétiques, sur elle qui, pour guérir, n'avait besoin que d'une seule chose, être magnétisée, car, je l'ai su plus tard, sa maladie était de nature bizarre, exceptionnelle, de nature à ne céder qu'à ce moyen; l'effet, dis-je, que j'avais produit m'avait donné sur elle, sur son mal, un pouvoir qu'il n'était plus permis à un autre d'exercer, pas même à son père qu'elle chérissait cependant, et dont elle était tendrement aimée. — Aussi le lendemain de mon départ je reçus de M. de T*** la lettre suivante :

5 juillet 1839.

MONSIEUR,

Ma fille est extrêmement souffrante depuis votre départ ; quand je veux la toucher pour exercer sur elle l'influence en question, il semble que je lui applique un charbon ardent sur la main.

Elle désire infiniment que vous reveniez. Nous vous attendons donc ce soir.

Agréez l'assurance des sentiments très-distingués de votre dévoué serviteur,

T***.

J'arrivai le soir à la maison R. ; je rencontrai la malade et son père dans la campagne ; ils venaient dans ma direction. M. de T*** m'assura que sa fille lui avait annoncé l'heure précise de mon arrivée, et indiqué le chemin que je devais prendre (ce n'était cependant pas celui que je prenais d'habitude). « Aussi, ajouta-t-il, ma fille était bien persuadée que nous ne pouvions manquer de vous rencontrer ici ».

M. de T*** me raconta ses tribulations et celles de Mlle Valérie : Mme de T*** était de fort mauvaise humeur ; elle m'en voulait ainsi qu'à la malade ; son éloignement pour le magnétisme augmentait avec le désir que manifestait son mari de le voir employer, et avec le besoin qu'en ressentait sa fille.

La position de Mlle Valérie était loin de s'améliorer, les crises devenaient plus fréquentes. La médication prescrite jusque là n'était point parvenue à faire cesser le retard dans la menstruation, aussi les maux de tête avaient-ils augmenté, le nez et les pommettes étaient encore plus colorés que de coutume. Je me décidai à prescrire une application de six sangsues à la vulve, on ne s'y opposa pas ; mais les sangsues prirent mal, d'un côté seulement ; et cependant la menstruation se déclara ; à la vérité ce ne fut que très-peu de chose, aussi la malade n'en éprouva qu'un médiocre soulagement.

Je fis encore quelques visites à la maison R., et chaque fois je trouvai la malade très-agitée ; je parvins toujours à la calmer, à la faire dormir, à l'aide de frictions magnétiques ; et ce repos lui faisait tant de bien, qu'il lui arrivait très-souvent, dans ses moments d'agitation extrême, de me supplier de lui procurer du sommeil : Dormir ! dormir ! s'écriait-elle d'une voix sourde, en se tournant vers moi.

M. de T*** et Mme de S^t^.-O*** étaient heureux de la bienfaisante influence de cet essai magnétique, mais j'avais considérablement perdu dans l'esprit de Mme de T***, et il m'était facile de m'apercevoir que ma présence chez elle lui était fort désagréable. Je me trouvais dans une position vraiment très-embarrassante.

Bientôt surgit un nouvel obstacle : Mme de S[t].-O***, qui jusque là s'était montrée favorable au magnétisme, se rangea du parti de Mme de T***, mais elle ne le fit pas franchement, elle louvoyait sans cesse. Dans l'espoir de calmer un peu les nerfs de ma pauvre malade, je l'engageai à prendre des pilules dans chacune desquelles il entrait quatre grains de sous-nitrate de bismuth.

J'avais été reçu si froidement par Mme de T***, que pour ne pas revenir le lendemain 12 juillet, comme on m'en priait, je prétextai des occupations; mais ce jour même je reçus, à neuf heures du soir, le billet suivant de Mme de S[t].-O*** :

« Nous vous supplions, Monsieur le Docteur, de venir à notre aide ; notre enfant a eu une journée affreuse : une seule crise sans interruption. Venez nous rendre à tous la tranquillité, et profitez de la voiture que je serais affligée de voir revenir sans vous.

La Ctesse DE S[t].-O*** ».

Je montai en voiture à l'instant même, et je trouvai la malade dans un état d'agitation extrême; son pouls était dur et fréquent; la peau sèche et brûlante; je la calmai facilement en lui prenant la main. A peine sous l'influence du magnétisme, pour la première fois la présence de sa mère lui devint insupportable, douloureuse; elle nous le témoigna par des gestes d'abord, enfin par des paroles très-brèves, très-sèches, et qui paraissaient lui coûter beaucoup; elle ne se calma entièrement que lorsque Mme de T*** fut sortie.

Ainsi que me l'avait annoncé Mme de S^{t}.-O***, la malade avait eu une journée affreuse; elle avait vomi tout ce qu'elle avait pris; l'estomac n'avait rien digéré, pas même les boissons les plus calmantes, les plus légères; l'amaigrissement augmentait de jour en jour; l'impuissance de la médecine ordinaire me paraissait évidente. Pour surcroit d'embarras, la répulsion que la malade venait de manifester pour sa mère, lorsqu'elle se trouvait sous l'influence du magnétisme, l'indisposa davantage contre ce moyen. Je crus alors n'avoir rien de mieux à faire que de mettre entre ses mains l'Estelle de M. le docteur Despine (1); se donna-t-elle la peine de la lire? J'en doute.... Toujours est-il que je ne parvins pas à lui faire entendre raison. Dès-lors je pris la résolution

(1) Ainsi que Mlle Valérie, la jeune Estelle éprouvait, à l'état magnétique, une aversion insurmontable pour les personnes qu'elle aimait le mieux à l'état de veille. Ce sentiment de répulsion s'étendait même jusqu'à sa mère.

J'ai, sous beaucoup de rapports, observé la plus grande analogie entre l'état de Mlle Estelle et celui de Mlle Valérie.

de calmer la malade par le magnétisme toutes les fois que son père me le demanderait ; certes, c'était peu, car le calme que je lui procurais n'était que momentané, les crises, les accès de catalepsie n'avaient pas moins lieu pour cela, et la digestion ne se faisait pas moins mal ; mais c'était toujours autant de gagné.

Je me disposais à quitter la malade, quand Mme de T*** me demanda un instant d'entretien : elle désirait une consultation pour Mlle Valérie. « Vous êtes bien libre, Madame, lui répondis-je, mais vous me permettrez de me retirer. — Et pourquoi, Monsieur? — Parce que je suis convaincu que le magnétisme convient beaucoup mieux à Mademoiselle votre fille que tous les moyens que pourraient proposer les médecins consultants, et ces moyens, vous le savez, ont jusqu'alors complétement échoué ; parce que tout me porte à croire que la magnétisation mettra la malade en somnambulisme, et développera en elle l'instinct conservateur. Voilà ce que je pense, Madame, et rien ne pourra me déterminer à agir contre mes convictions. Les médecins que vous avez l'intention de demander en consultation ne croient pas au magnétisme, ne l'ont pas étudié..... Nous ne pourrions nous entendre.

J'ai déjà eu l'honneur de vous le dire, Madame, le magnétisme est un moyen de plus que Dieu a bien voulu accorder à l'homme pour soulager ses semblables ; n'y voyez pas autre chose. »

En me proposant une consultation, je l'ai su plus tard, Mme de T*** pensait que je ne pouvais manquer d'être victorieusement combattu par mes collègues, et qu'il ne serait plus question de cet exécrable magnétisme; mon refus et l'intention bien formelle de me retirer, si elle avait lieu, dérangèrent entièrement ses calculs, car M. de T*** croyait à ce qu'il avait vu, il était au-dessus de certains préjugés, et il tenait beaucoup à ce que sa fille continuât à recevoir mes soins. Aussi mon refus excita une vive irritation : on me répondit que je manquais de bonne foi.... Oh! Mme de T*** où aviez-vous donc l'esprit pour voir de la mauvaise foi dans un pareil langage?....

Un reproche si mal fondé, d'une injustice aussi patente, pour ne rien dire de plus, ne pouvait m'atteindre......

Le 15 juillet je reçus, dès le matin, la visite de M. de T***; il venait m'annoncer que Mlle Valérie, d'après le désir de sa famille, devait ce jour là même être mise en rapport avec une somnambule; il me pria d'assister à la consultation; ce que je fis avec plaisir, bien que je trouvasse qu'il eût été plus convenable de me demander mon avis avant de s'y décider, et certes j'aurais été loin de m'y opposer.

Voici la réponse de la somnambule :

Tout est nerf chez cette demoiselle; tout travaille chez elle comme dans une mécanique. La menstruation se fait très-mal ; le foie a la couleur noirâtre de la congestion ; l'estomac est très-malade. Elle mange peu, digère très-difficilement, vomit presque tout. L'intérieur de l'estomac est taché de rouge ; l'ouverture inférieure de l'estomac (le pylore) est gonflée et rétrécie ; l'intérieur des intestins est aussi très-échauffé. Beaucoup de sang partout ; j'en vois beaucoup dans la matrice ; les vaisseaux sont engorgés, ils sont d'un bleu foncé presque noir. Elle a mal avant de manger et encore plus mal après. Le cerveau n'est point attaqué, seulement il est gêné par trop de sang ; la moelle épinière est un peu tachée, surtout en haut et à la région du dos. Il y a chez elle grand échauffement du sang et irritation nerveuse. Cette maladie a commencé il y a déjà plusieurs années ; elle a toujours été en augmentant, parce que la menstruation ne s'est jamais bien faite, et que la malade est douée d'une forte constitution : c'est très-sérieux (1).

Malgré les précautions qu'on avait prises pour éloigner Mlle Valérie de la chambre où se faisait la consultation, elle parvînt à entendre les dernières paroles de la somnambule ; aussi avait-elle une crise assez violente lorsque nous nous retirâmes.

Persuadé qu'il me serait très-facile de la calmer en

---

(1) La somnambule ne prescrivit aucun traitement ; était-ce parce qu'elle n'en avait pas la faculté, ou parce que son magnétiseur ne l'y avait point exercée ? Je l'ignore.

la magnétisant, j'engageai M. de T*** à se rendre chez moi avec elle; Mme de S^{t}.-O***, qui avait assisté à la consultation, nous quitta avec l'intention de nous rejoindre bientôt.

Je fais placer la malade dans un ample fauteuil, et quelques frictions magnétiques exercées sur les bras lui procurent un sommeil d'une heure et demie qui est interrompu par l'arrivée de sa grand'mère tant soit peu hostile au magnétisme, comme je l'ai déjà dit; à sa vue Mlle Valérie s'agite, elle pousse des cris aigus; ses yeux, où se peignent à la fois le courroux et la souffrance, disent à Mme de S^{t}.-O : « Retirez-vous, vous me faites mal » ; son père la supplie en vain de se calmer, je ne puis non plus y parvenir. Mme de S^{t}.-O*** se retire, mais elle reste dans le corridor, et s'y fait apporter un siége; l'agitation de la malade continue: « Elle est là, dit-elle, là, dans le corridor ». — Je prie Mme de S^{t}.-O*** de vouloir bien entrer dans mon cabinet, pensant que dès-lors la malade se calmera, mais il n'en est rien: elle frappe avec violence sur le mur qui sépare le salon du cabinet, et s'écrie: « Elle est là maintenant, je le sens bien ». La malade ne connaissait cependant ni les êtres de mon appartement ni le bruit particulier que fait chaque porte quand on l'ouvre, car elle venait chez moi pour la première fois. Pour faire cesser l'agitation de sa petite-fille, Mme de S^{t}.-O*** se vit donc obligée de quitter la maison. A peine était-elle sortie que la malade s'endormit de nouveau profondément ; une heure après, elle fut éveillée par le bruit d'une porte, mais elle était tout à fait calme ; M. de T*** était heureux de l'avoir vue dormir si long-temps d'un aussi bon sommeil.

A mon grand étonnement, je reçus ce jour là même, à dix heures du soir, le billet suivant de M. de T*** :

« Venez de suite, cher Docteur, ma fille ne peut plus remuer d'une jambe ni d'un bras.

Tout à vous,

T***.

15 juillet 1839 ».

J'arrive en toute hâte à la maison R. : je trouve la malade frappée d'hémiplégie du côté droit. Un instant avant que je n'entrasse elle avait dit à son père : « Cette paralysie m'a été communiquée par la somnambule que j'ai consultée ce matin (1), mais M. de Résimont va venir, et il la fera cesser ». Je lui prends la main, puis je fais quelques passes à grand courant depuis l'épaule droite jusqu'au pied; au bout d'un instant la malade remue bien la jambe; elle souffre beaucoup du creux de l'aisselle, elle me

---

(1) Cette somnambule, déjà d'un certain âge, était, depuis quelque temps, frappée *d'hémiplégie*.

prie d'y faire également des passes, et d'y arrêter ma main de temps en temps ; au bout d'une demi-heure elle se lève, marche très-bien, court à la chambre de sa mère, et s'écrie : « Me voilà ; je n'ai plus mal ». Elle se met à son piano et en joue avec beaucoup de facilité.

La paralysie se renouvela le lendemain à sept heures du matin, mais elle était moins complète : je la fis cesser plus facilement encore que la veille.

D'après les instances de M. de T*** je venais de faire une nouvelle tentative près de la grand'mère de la malade pour la persuader du bien que le magnétisme pouvait faire à sa petite-fille, et l'engager à se résigner, à se soumettre, ainsi que Mme de T***, aux exigences d'un semblable traitement ; je ne fus point reçu comme devait l'être un homme qui faisait preuve d'un si grand dévouement, et, fatigué de trouver tant de résistance, je lui demandai si elle le voulait ou non ! Je n'obtins qu'une réponse évasive. Je me retirai alors assez mécontent, et fus près de la malade qui se trouvait dans la pièce voisine avec son père.

Là m'attendait une scène vraiment déchirante : Mlle Valérie était en proie à la douleur la plus atroce ; les mains tendues vers la porte de la chambre que je venais de quitter, les cheveux épars, les yeux presque sortis de leur orbite, et semblant nager dans du sang, elle s'écriait : « *Eloignez-vous hideux fantômes ! Oui, je vous vois toutes deux,* —

ma mère surtout, je la vois qui creuse ma tombe, — mais c'est affreux ! — me faire mourir si jeune, à 18 *ans! c'est affreux !!!* » J'approche d'elle, je lui tends la main, elle la saisit avec une expression de joie indicible, et, d'une voix suppliante: « *Ah! vous voilà*, me dit-elle, *vous ne me ferez jamais de mal, vous. Oh! non, vous venez me faire du bien. Vous ne m'abandonnerez pas, n'est-ce pas? vous me guérirez; — tenez, je souffre là, au creux de l'estomac; — c'est du feu qui est là....* » — Que faut-il faire pour vous soulager? — *Placez-y votre main, et faites des frictions jusqu'à la plante des pieds. — Bien, le feu quitte cet endroit, mais il se reporte au flanc droit.* — Que faut-il faire? — *Comme tout à l'heure. Enfin, je ne souffre plus. Ce feu m'a quittée entièrement; faites-moi dormir: — placez votre main sur mon front.* — Je l'y laisse un instant; la malade ferme les yeux, tombe en somnambulisme (1) et me dit : « *Je sens que vous*

(1) Bien que la malade se soit servie, comme elle l'avait fait précédemment, du mot *dormir* pour me prier de la mettre dans un état magnétique, j'emploierai le mot *somnambulisme*, parce que cette fois elle m'adressa la parole, put répondre à mes questions; elle ne *dormait* donc pas. Cependant il peut y avoir *sommeil* dans *l'état somnambulique*, c'est ce qui est arrivé très-souvent à Mlle Valérie; très-souvent, dans cet état, elle a dormi d'un profond sommeil, d'un *sommeil magnétique*, dont elle ne sortait, la plupart du temps, que pour rentrer à *l'état somnambulique*. Il est très-important, je pense, d'établir une distinction entre ces deux états.

me guérirez, parce que le magnétisme seul doit me guérir, et que vous seul aussi pouvez me magnétiser. Non, je n'en veux pas d'autre que vous.... Venez me magnétiser demain. — Volontiers, je serai chez vous à deux heures et demie; cette heure vous convient-elle? — *Certainement, mais soyez exact. Demain faites-moi dormir une heure, mais une heure seulement; plus tard, je dormirai plus longtemps.* — Dernièrement, lorsque vous étiez chez moi, dis-je à la malade, vous voyiez donc Madame votre grand'mère qui était dans le corridor, puis dans mon cabinet? — *Non, je ne la voyais pas, mais je la* sentais. *Maintenant je ne fais que sentir, plus tard je verrai à distance.* — Dans quelle disposition d'esprit Madame votre mère est-elle à mon égard, c'est-à-dire à l'égard du magnétisme? — *Elle vous en veut, et vous en voudra toujours un peu, lors même que vous m'aurez guérie; mais que voulez-vous, elle ne vous connaît pas, elle ne vous comprend pas.* — Si elle continuait à faire de l'opposition, vous en ressentiriez-vous d'une manière bien nuisible à votre guérison? — *Peut-être pourrais-je m'y habituer, mais je sens qu'il vaut beaucoup mieux qu'elle n'en fasse plus du tout* ».

J'ai, Mademoiselle, une prière à vous adresser: Je désire bien vivement que M. votre père soit toujours présent quand je vous magnétiserai; je désire bien vivement que vous n'éprouviez jamais pour lui aucun sentiment de répulsion. — *Accordé.* — Bien vrai? — *Bien vrai; et cette promesse, il ne me sera pas difficile de la tenir; mon père veut que je sois magnétisée; il veut que je guérisse, lui.* — Comment vous trouvez-vous? — *Très-bien, je ne souffre plus.* — Permettez alors que je me rende près d'un malade qui a grand besoin de moi. — *Volontiers, mais n'oubliez pas que vous m'avez promis de me magnétiser demain à deux heures et demie.* — Je ferai tout mon possible pour être exact, je vous le promets. — Je vais vous éveiller, n'est-ce pas? — *Oui.* — Eveillez-vous, lui dis-je, en élevant mes mains du creux de l'estomac vers le front; la malade ouvre les yeux à l'instant; elle est calme; je me retire.

DEUXIÈME ÉPOQUE.

TRAITEMENT
PAR LE MAGNÉTISME.

DEUX SORTES DE MÉDICATIONS : 1° LE MAGNÉTISME EMPLOYÉ COMME AGENT THÉRAPEUTIQUE ; 2° LA MALADE SE PRESCRIT DES REMÈDES PENDANT SON ÉTAT SOMNAMBULIQUE.

Cette séance ainsi que les neuf suivantes ont été écrites par M. de T***.

Ire *séance.* 17 *juillet.* J'arrive à la maison R. à deux heures et demie. La malade est placée sur une causeuse ; son père est à quelques pas d'elle. D'après son indication, je lui fais de grandes passes longitudinales de la tête aux pieds, en arrêtant quelquefois ma main sur le front, l'épigastre et les genoux ; elle tombe en somnambulisme. « *Je ne veux pas de bruit*, me dit-elle, *qu'on n'en fasse pas. J'aurai une crise après mon réveil.* —Ne pourrais-je l'empêcher? —*Vous ne pourrez que la reculer.* —A quelle heure faudra-t-il que je revienne demain? — *A la même heure qu'aujourd'hui.* — Que faudra-t-il faire pour cette crise? — *Des frictions sur les bras.* — Pendant combien de temps? — *Une demi-heure.* — Elle m'indique la manière de lui faire des passes. Pourriez-vous me dire quand vos crises deviendront moins fréquentes? — *Non; je ne puis pas préciser.* — Avez-vous encore ressenti du feu au creux de l'estomac, hier après mon départ? — *Oui, après avoir mangé.* — Ce matin, en avez-vous souffert? — *Un peu, après avoir mangé.* — Et le côté droit, comment va-t-il? — *Maintenant, j'en souffre.* — Elle me prie de lui faire des passes sur cet endroit, ainsi qu'au devant du front: un instant après elle me dit que son bras droit est lourd, et me prie d'y faire des passes avec contact, depuis le creux de l'aisselle jusqu'au bout des doigts, en ayant soin de laisser ma main de temps en temps dans le creux de l'aisselle. L'engourdissement du bras cessa entièrement. — *Il y a là, dans la chambre de bonne maman, quelqu'un qui désire que je ne dorme pas bien* (1). — Croyez-vous que cette opposition tacite vous empêche d'obtenir le sommeil que vous désirez tant? — *Elle le retardera.* — Et votre bonne maman? — *Cela lui est égal, elle n'est ni pour ni contre; dans un cas aussi grave, je ne conçois pas l'indifférence; cependant je crois qu'elle préférerait qu'un autre moyen put réussir. Je ne*

---

(1) *Bien dormir* est pour elle le somnambulisme le plus complet, le plus lucide.

veux pas que ce que je vous dis là leur soit répété. — Comment passerez-vous la soirée et la nuit? — *La nuit sera assez bonne, mais la soirée mauvaise. Si maman ne s'opposait pas au magnétisme, je dormirais plus tôt. Malgré cela je dormirai bien, je le sens.* — Combien de temps voulez-vous encore rester en somnambulisme? — *Jusqu'à trois heures et demie.* — La demie ne tarde pas à sonner, elle l'entend, car elle n'est pas *isolée.* — *Je vais me réveiller,* dit-elle, *voilà la demie.* — Et elle s'éveille toute seule. La crise annoncée a lieu immédiatement après son réveil. Elle s'agite violemment, elle se frappe la tête, la poitrine et le ventre. Je lui demande ce que je puis faire pour la calmer. — *Appliquez votre main sur mon front.* — Je l'y laisse un instant, elle se calme. Puis elle me demande des passes, et m'indique la manière dont je dois les faire. Comment vous trouvez-vous? — *Bien, continuez à me magnétiser.* — Mes questions vous fatiguent-elles? — *Non.* — Souffrez-vous de l'estomac dans ce moment? — *Non.* — Digérera-t-il mieux aujourd'hui? — *Non.* — Après un instant de silence elle me dit: *Je vois que les bains de trois heures qu'on m'a fait prendre m'ont fait beaucoup de mal, et on me forçait à y rester! d'ailleurs rien ne m'a fait du bien.* — Pourriez-vous me dire au juste quand votre maladie a commencé? — *Le 6 décembre* 1836. — Quelle en a été la cause? — *Beaucoup de choses, je vous le dirai plus tard.*

— Les sangsues qu'on vous a appliquées, lorsque vous aviez la rougeole, vous ont-elles fait autant de mal qu'on l'a cru? — *Elles ont été mal placées, ce n'était pas là qu'il fallait les mettre, mais je n'ai pas perdu trop de sang, comme on l'a pensé.* — La malade garde le silence un instant; elle semble chercher dans son esprit, puis elle me dit: « *On me prépare de nouvelles contrariétés, je le sens très-bien.* — Un instant après, notre conversation continue ainsi: — *J'avais déjà mal aux nerfs avant le six décembre, mais c'est seulement le six que le mal s'est déclaré violemment, par une attaque.* — Pensez-vous qu'il soit nécessaire de vous appliquer des sangsues? — *Oui.* — Quel effet produiraient les ventouses? — *Elles me donneraient des crises.* — *Il ne faudra pas me mettre trop de sangsues à la fois.* — *Quand je serai bien endormie, je pourrai me prescrire ce dont j'aurai besoin; maintenant je ne puis que sentir mon mal.* — *Les bains de mer qu'on voulait me faire prendre, n'auraient rien produit de bon; un voyage m'aurait fatiguée.* — *J'ai mal au dos.* — J'y fais des passes avec contact, la douleur cesse. — Vous sentez donc que vous guérirez? — *Certainement, mais ce sera long.* — *Les bains de Luxeuil m'ont fait du mal.* — Les douches? — *Vous me fatiguez.* — Je garde le silence un instant, puis je reprends: les pilules d'assa fœtida? — *Celles qu'on m'a fait prendre à Luxeuil, m'ont soulagée douze jours, pas plus, et encore si j'avais éprouvé des contrariétés avant le douzième jour, leur bon effet aurait bien vîte cessé; mais j'étais si heureuse pendant ces douze jours; j'avais près de moi une jeune personne que j'aime beaucoup. — Je n'ai éprouvé de véritable soulagement qu'à partir des frictions magnétiques.* A peine ces dernières paroles sont-elles prononcées que la malade s'éveille spontanément; elle a une nouvelle crise: je lui applique la main sur le front; elle se calme, et me dit: *Maintenant quand j'ai une crise, c'est toujours par les bras qu'il faut commencer les passes. — Le magnétisme seul pourra me guérir, les autres moyens ne seraient que des palliatifs. — Je me rendors.* — Faut-il vous éveiller? — *Non, vous avez bien fait de me magnétiser dès que j'ai eu une seconde crise. — Les bains de rivière que vous m'avez prescrits, ne m'ont pas fait de bien. — Je suis bien, je ne souffre plus. A demain, à la même heure; n'y manquez pas.* — Puis elle s'éveille, elle est calme.

Dans cette séance, ainsi que dans presque toutes les autres, il est souvent arrivé à la malade d'avoir les yeux parfaitement ouverts, quoiqu'elle fût en somnambulisme lucide, mais ils avaient alors une expression toute particulière que je ne saurais définir, et qui ne s'observe guère que chez les somnambules cataleptiques. Du reste, comme on le verra plus tard, elle était presque toujours dans un état magnétique.

Au moment où j'allais monter en voiture, Mme de T*** vint me demander un instant d'entretien. « En apportant le magnétisme dans ma maison, me dit-elle, vous y avez aussi apporté le trouble, le désordre; avant d'être magnétisée, ma fille n'était bien qu'avec moi, et maintenant je lui fais mal, elle ne peut supporter que la présence de son père. Tout ce qu'elle dit en somnambulisme c'est vous, Monsieur, qui le lui inculquez, qui le lui dictez: elle est l'écho de vos pensées, de vos paroles ».

Et cependant, je dois le répéter, j'avais mis entre ses mains l'Estelle de M. Despine, Estelle à qui l'atmosphère magnétique de sa mère, qu'elle adorait cependant, lui faisait tant de mal! et cependant je m'étais borné à magnétiser la malade, je m'étais entièrement soumis à ses volontés, à ses prescriptions (1); elle m'avait dit de lui faire des passes de telle ou telle manière, et je lui en avais fait; elle m'avait expressément recommandé de venir à l'heure indiquée, et j'y étais venu; en un mot, je l'avais magnétisée, rien de plus; j'avais fait tout juste ce qu'il fallait pour que l'instinct de conservation se développât chez elle; et j'avais réussi!

Un tel langage, de tels reproches, on le com-

(1) Le lecteur verra bientôt ce qu'il en coûta à la malade pour ne pas m'être soumis entièrement à ses prescriptions, ou pour avoir voulu, de ma propre autorité, modifier le traitement.

prendra facilement, mirent le comble à mon indignation, m'exaspérèrent au dernier point : « Savez-vous bien, Madame, à qui vous vous adressez, lui répondis-je ? Avez-vous bien mesuré toute l'étendue de la tâche que je me suis imposée en me décidant à l'emploi du magnétisme pour votre enfant ? Savez-vous bien aussi que celui qui a bien voulu se mettre, pour ainsi dire, à ses ordres, parce que sa guérison en dépend, ne s'est jamais mis et ne se mettra jamais aux ordres de personne, il a, pour cela, trop de fierté. Vous voulez donc tuer votre enfant ? Vous ne l'ignorez pas, tout à l'heure, lorsqu'elle était en somnambulisme, elle m'a, pour la seconde fois, déclaré bien positivement que le magnétisme seul pouvait la sauver ; eh bien ! écoutez-moi, Madame, et retenez bien ce que je vais vous dire : Pour elle, pour elle seule, pour la sauver, malgré votre insulte, je reviendrai, mais à la condition très-expresse que vous m'écrirez de revenir. Voilà mon dernier mot ».

Puis je la laisse ; elle est bientôt sur mes pas, elle me prie très-instamment de revenir sans exiger qu'elle m'écrive, je refuse.

Je raconte à M. de T*** ce qui vient de se passer, il paraît en être on ne saurait plus affligé. « Malgré le bien vif désir que j'ai de sauver votre enfant, lui dis-je, je ne reviendrai pas si Mme de T*** ne m'écrit pour m'en prier. Vraiment, je ne puis, je ne dois lui continuer mes soins qu'à cette condition et à une autre encore..... il ne sera pas question d'honoraires ». Je devais y renoncer, j'y étais forcé, car, tout en faisant la part des préjugés de Mme de T*** contre le magnétisme, ne m'était-il pas aussi permis d'entrevoir dans ses reproches la crainte d'un traitement *trop long* et par suite *beaucoup trop dispendieux*? — Maintenant, le rôle que Mme la vicomtesse semblait faire jouer à sa fille, *torturée depuis si long-temps par un mal affreux*, n'était-il pas aussi ridicule qu'impossible?

Le lendemain de ce jour si orageux, je reçus de Mme de T***, une lettre à laquelle servait d'enveloppe un billet de son mari. — Le voici :

« Mon cher Docteur,

Je voulais aller moi-même vous porter la lettre en question, et vous prier de ne pas étouffer, pour moi, les sentiments de dévouement à l'humanité qui vous sont si connus, mais notre malade ne veut pas me laisser partir.

Nous vous attendons avec impatience.

Tout à vous,

T***.

Le 18 juillet 1839 ».

Voici l'épître de Mme de T*** :

« Puisque vous tenez, Monsieur, à être engagé de ma propre main à continuer le traitement de ma fille, j'espère qu'il vous suffira que je vous prie d'oublier ce qui a pu vous faire de la peine dans ce que je vous ai dit hier.

V[tesse] de T*** ».

J'avais grande envie de ne pas me contenter d'une autorisation exprimée dans de pareils termes, mais fatigué de polémique, sûr d'être bien reçu par M. de T***, et persuadé surtout que je parviendrais à sauver ma pauvre et intéressante malade, je me résignai.

Deuxième séance. 18 *juillet.* J'arrive à la maison R. à trois heures moins le quart; je suis donc en retard d'un quart d'heure. Je trouve la malade très-agitée: elle se place sur la causeuse; son père se dispose à écrire; je commence la magnétisation par des passes longitudinales à grand courant, de la tête aux pieds; puis, au bout d'une demi-heure, Mlle Valérie me prie de laisser un instant ma main sur son front; elle se calme. — Je tenais un canif à la main, et, sans aucune intention, je frappais sur le marbre d'une table placée près de moi : « *Ce bruit me fait du bien,* me dit la malade, *continuez-le donc, il me fait vraiment beaucoup de bien. — Tenez, pour que je dorme bien, il faut me magnétiser quelque chose, un flacon d'éther, l'éther convient très-bien pour cela. — Savez-vous que vous m'avez fait beaucoup de mal en me faisant attendre. Tâchez donc de venir toujours à l'heure que je vous indiquerai.* Après un instant de silence elle me dit : *Je vois qu'il faudra me mettre six sangsues au-dessus du foie ; on fera couler le sang pendant trois heures ; pas de cataplasme. — Je désire savoir à mon réveil tout ce que j'aurai dit en somnambulisme ; vous m'en parlerez, n'est-ce pas ? — Le maroquin rouge qui recouvre le cahier de musique qui est sur mon piano, me fait mal,* (elle est placée en face du piano). — « Veux-tu que je l'ôte ? lui dit son père ». Tout à coup les traits de la malade se contractent violemment, elle paraît souffrir. — *Que papa ne me demande jamais rien directement, que ses questions me soient toujours adressées par votre bouche s'il ne veut pas me faire mal. — Les sangsues dont je vous ai parlé, seront appliquées après-demain dès le matin ; — qui me les posera ? ma grand'mère ? Oh non ! je ne veux pas, elle me ferait mal* (1). *J'aurai une crise après l'application des sangsues, mais c'est égal, il me les faut, j'en ai le plus grand besoin. — Vous me magnétiserez un flacon d'éther pendant vingt minutes, n'est-ce pas ? Vous le magnétiserez en voulant que je souffre moins pendant mes crises,*

---

(1) En somnambulisme je pouvais *seul* la toucher, toute autre main que la mienne la *brûlait ;* à l'état de veille, cette douloureuse sensation, ce singulier phénomène avait lieu souvent encore, mais, ne l'ai-je pas dit ? la malade était presque toujours dans un état magnétique.

qu'il me calme. — Aujourd'hui, deux heures de somnambulisme, comme hier. — A mon réveil, j'aurai une crise. — Le temps orageux me fait mal. Faites-moi des passes avec contact sur les bras et sur les jambes. — Magnétisez-moi un verre d'eau, et veuillez qu'elle me fasse le plus grand bien possible, qu'elle en fasse surtout à mon estomac qui est si souffrant; vous la magnétiserez dix minutes.

C'est bien singulier, autrefois le bruit du tonnerre me faisait du bien, maintenant il me fait mal. — Le si *de mon piano me fait mal, mettez-vous donc devant.* — Je me place bien en face de cette note, la malade se calme. — *Aujourd'hui je mangerai un artichaud au jus, rien de plus. Il faut que je mange très-peu, pas de viande. — Un voyage en Suisse m'aurait fait beaucoup de mal, l'air des montagnes ne me convient pas. — J'ai trop chaud, ouvrez vous-même les fenêtres, voulez-vous, votre bruit ne me fera pas de mal, au contraire, celui de papa m'en ferait beaucoup. — J'aurai très-mal à quatre heures et demie. Vous mettrez votre main sur mon front pour que je souffre moins. — J'aurai mal toutes les fois que la demie sonnera; vous en savez la cause: la demie était passée, aujourd'hui, quand vous avez commencé à me magnétiser; les demies ne me feront mal qu'aujourd'hui seulement, cependant la soirée sera assez calme.* — La demie approche: aussi la malade est-elle extrêmement agitée (cependant elle tourne le dos à la pendule). « *Que ne sonne-t-elle bien vite* », dit-elle; enfin l'heure sonne; son agitation redouble, tous ses muscles sont violemment contractés, mais deux secondes après elle était très-calme.

« *J'aurai une crise cinq minutes après mon réveil; elle s'annoncera par une faiblesse; pour me calmer, vous me ferez des passes au devant de la poitrine. — Demain il faudra me laisser en somnambulisme pendant deux heures et demie; non, deux heures seulement comme aujourd'hui, j'ai parlé avant d'avoir* senti. — *Ce sera moi qui me poserai les sangsues, j'y suis bien décidée; — ces malheureuses bêtes me donneront une crise! Il m'en faudra cependant encore : il m'en faudra de distance en distance. — A Luxeuil, on aurait dû me donner des douches sur le côté.* (Elle indique le flanc droit.) *M. R. avait songé au magnétisme pour moi; il en avait parlé à bonne maman; s'il avait été libre, il m'aurait mieux soignée; — mais il s'est bien trompé en prétendant qu'il ne fallait pas me tirer de sang! — Son régime froid m'a fait mal; la glace m'a fait du bien, mais il ne fallait pas que je prisse tout froid. — Les bains d'eau savonneuse m'ont fait du bien. — Comme je suis bien en ce moment.* — Sa figure, en effet, annonce le calme, le bien-être; elle garde le silence un instant, puis elle reprend : — *Je ne veux plus de cholocat ferrugineux ni de sirop de thridace, il ne m'en faut plus, cela me ferait mal.* — Je l'avais mise à l'usage de ces deux médicaments quelques jours avant le commencement du traitement magnétique.

« *Le chocolat ferrugineux m'a irrité l'estomac davantage, voilà tout ce qu'il a produit;—le sirop de thridace m'a calmée pendant quelques jours, m'a procuré quelques instants de repos, mais il ne fait plus rien.* — Tout à coup la malade est violemment agitée; elle tremble; je lui en demande la cause: *Quelqu'un vient de traverser le corridor,* me répond-elle, *cela m'a fait mal, cela m'a* brûlée, — *mais c'est fini.* — *Les bains gradués de Luxeuil m'ont fait beaucoup de mal.* » La malade cesse de parler, elle est calme; je lui magnétise un verre d'eau dans laquelle elle m'a prié de mettre un peu de sirop de groseille.

Il est quatre heures et demie: la sonnerie de la pendule a produit sur elle le même effet que précédemment. Elle me demande à rester encore un instant en somnambulisme.

Cinq heures moins le quart: elle me prie de l'éveiller; elle est calme, se trouve très-bien, et se place à son piano, après avoir causé un instant avec son père. La crise annoncée a lieu cinq minutes après le réveil: (la malade tourne le dos à la pendule) elle commence par une syncope qui ne dure qu'un instant; dès que Mlle Valérie peut marcher, je l'engage à se placer sur la causeuse; elle est très–agitée, il y a soubresaut des tendons; le pouls donne 120 pulsations par minute, la parole est très-embarrassée; elle boit l'eau que je lui ai magnétisée et me prie de lui faire des passes sur le devant de la poitrine: une magnétisation de dix minutes suffit pour la calmer. La malade porte un tablier garni d'un liseré vert; cette couleur lui fait mal, aussi elle le jette loin d'elle. Après quelques minutes de silence, elle me dit : *Cette nuit, j'ai fait un rêve affreux : ma mère et bonne maman m'avaient placée dans un cercueil, je vous tendais la main pour que vous m'aidiez à en sortir,.... et vous m'avez repoussée. A mon réveil, je me suis trouvée au milieu de ma chambre; j'avais tout le corps brisé. — Hier, vous hésitiez à me continuer vos soins, n'est-ce pas?* (C'est très-vrai.) *Et cependant sans vous je suis perdue. Ne m'abandonnez pas, je vous en prie. Promettez–moi de venir tant que je serai malade.* — Maintenant je puis vous le promettre. — *Bien vrai?* — Je vous le jure sur l'honneur.

Cinq heures et demie; la malade désire être éveillée; elle est très-calme.

Dans cette séance ainsi que dans la première, j'ai constamment magnétisé la malade tant qu'elle a été en somnambulisme. Je l'ai magnétisée selon qu'elle me l'a indiqué : ainsi les passes ont été faites tantôt à grand courant et très-vîte, tantôt lentement; parfois de la tête aux pieds, parfois aussi devant telle ou telle partie du corps seulement.

La malade n'est point *isolée:* le moindre bruit lui fait mal; son père est obligé de garder le plus profond silence; il la *brûle* s'il s'approche trop d'elle; les personnes qui passent sous les fenêtres ou dans le corridor produisent sur elle le même effet.

Bien que Mlle Valérie ne soit somnambule-magnétique que depuis quelques jours seulement, elle a déjà pu cependant me faire, en partie, l'historique de sa maladie, revenir avec exactitude sur un passé, sur des faits qu'elle me paraît fort bien apprécier. Elle *approuve* certaines parties de la médication à laquelle elle a été soumise avant moi et depuis moi; mais le plus souvent *elle blâme ce qui a été fait.*

Les émissions sanguines avaient été proscrites: *elle prévoit* qu'il faudra lui tirer du sang de distance en distance, et, pour commencer, elle se prescrit six sangsues sur la région du foie.

Plusieurs médecins lui avaient recommandé un régime alimentaire très-substantiel, et moi-même je lui avais permis certaines viandes; *elle sent* que la viande ne lui convient pas, elle se prescrit des légumes au jus et en petite quantité à la fois. Elle me *demande* de l'eau *magnétisée avec l'intention* de calmer l'irritation de son estomac. Elle est en un mot en bonne voie de lucidité.

Troisième séance. 19 *juillet.* J'arrive chez la malade à deux heures et demie, mais elle n'est pas dans l'appartement où j'ai l'habitude de la magnétiser; occupée à causer avec ses parents, elle se met en retard de dix minutes. Ainsi que la veille, je commence la magnétisation par des passes à grand courant de la tête aux pieds, puis, d'après son indication, j'arrête parfois une main sur le front, le sternum et les genoux, tandis que je continue à faire avec l'autre de grandes passes longitudinales.

La malade ne tarde pas à tomber en somnambulisme. — *Je me trouve bien*, me dit-elle. — Comment avez-vous passé la nuit? — *Assez bien, j'ai dormi depuis une heure jusqu'à cinq. — J'ai mangé hier un artichaud au jus qui ne m'a pas fait de mal, mais j'ai eu bien tort de manger de la salade, il faut que je m'en prive entièrement, c'est de toute nécessité. — Quand on me contrarie, j'éprouve de suite de l'engourdissement dans le bras droit, souvent aussi dans la jambe droite.* — Mais on ne vous contrarie plus. — *Certainement si, toujours.*

Je souffrirai aujourd'hui quand la demie sonnera, parce que je me suis mise en retard; si je n'étais pas ici demain à deux heures et demie précises, ayez donc la bonté de me faire demander. — J'aurai une crise dix minutes après mon réveil. — Avant peu je dormirais bien, si maman ne continuait pas à faire de l'opposition; — elle s'absente demain, j'en suis peinée, et cependant je me trouverai bien de son départ. — Hier, je n'aurais pas mal passé la soirée, si elle n'était pas venue près de moi; quand je suis près d'elle, je sens quelque chose qui me repousse, qui me fait mal. — Il me serait bien agréable que vous pussiez prendre sur de vous ne plus éprouver aucun sentiment de répulsion pour madame votre mère. — *Impossible* (1). — *Bonne maman me fait maintenant autant de mal que ma mère.*

Aujourd'hui, je mangerai des choux-fleurs au jus. — J'aime beaucoup le thon mariné, mais cela ne me convient pas; non, je n'en veux pas. — Demain et jours suivants, laissez-moi en somnambulisme pendant une heure, avant de m'adresser des questions sur ma santé, cela vaudra mieux. — Il faudra chaque jour me faire boire de l'eau magnétisée, celle d'hier m'a fait du bien; le flacon m'en a fait beaucoup aussi; il faudra le magnétiser encore vingt minutes aujourd'hui, et toujours avec l'intention qu'il me calme lorsque j'ai une crise. Hier quand je souffrais, après votre départ, je l'appliquais sur l'endroit douloureux, et il me faisait beaucoup de bien. — Je souffre en ce moment

(1) Dès l'instant où se déclara le sentiment de répulsion que la malade éprouvait pour sa mère et sa grand'mère, j'avais voulu mentalement qu'il cessât; je l'avais voulu chaque jour, avec on ne saurait plus de fermeté, mais inutilement.

au creux de l'estomac, faites-y des passes..... Assez, je n'ai plus mal. — Trois mois avant d'entrer au couvent je me suis heurté la poitrine contre une chaise, j'ai eu bien mal au-dessus du sein gauche; puis quelque temps après, une de mes amies, en jouant avec moi, m'a donné un coup assez violent au milieu de la poitrine; je m'en ressens encore; du sang s'est amassé dans cet endroit. Il faudra peut-être y appliquer des sangsues plus tard; celles de demain me feront aussi du bien pour cela.

Faites-moi des passes de la tête aux pieds, sans contact, et en allant très-vîte, très-vîte. La malade garde le silence un instant, puis elle reprend: *C'est demain matin que je m'applique six sangsues au-dessus du foie; il m'en faut six, ni plus, ni moins.*

J'aime beaucoup le thé, si j'en prenais...... Oh non! cela me ferait mal.

Il est quatre heures et demie (c'est juste, et cependant la malade tourne le dos à la pendule), *éveillez-moi.* Je l'éveille, elle est calme; elle se met à son piano.

Elle a été violemment agitée chaque fois que la demie a sonné, mais cette agitation n'a pas duré plus long-temps qu'hier.

Après avoir fait de la musique pendant quelques minutes, la malade quitte son piano, et cause avec son père, mais en ayant soin de ne pas le *toucher*; l'heure annoncée pour la crise vient la surprendre au milieu de sa conversation; il y a syncope; je m'étais placé très-près d'elle, pour l'empêcher de tomber. La faiblesse ne dure qu'un instant; elle s'assied sur la causeuse, je la magnétise, elle ne tarde pas à fermer les yeux. Après avoir gardé le silence un instant, elle me dit : *Savez-vous bien que je me suis donné un coup à la poitrine, ce matin, précisément à l'endroit où j'avais déjà mal.*

Cinq heures; la malade me prie de l'éveiller : elle est calme. Je magnétise le flacon d'éther pendant vingt minutes.

J'allais me retirer lorsque Mme de T*** *désolée*, me dit-on, *de ce qui s'était passé*, me fit demander un rapprochement par son mari; ce rapprochement eut lieu, fut-il sincère de sa part? La suite le dira.

Quatrième séance. 20 juillet. La malade est magnétisée à deux heures et demie : je veux *mentalement* qu'elle dorme de ce *bon sommeil* qu'elle désire tant.

Ainsi qu'il a été convenu, je lui fais des passes pendant une heure, sans lui adresser une seule parole.

Trois heures trente-deux minutes : elle est en somnambulisme mais un peu agitée; elle me demande, par signe, des passes de la tête aux pieds. Elle s'agite encore, change assez souvent de position.

Trois heures et demie : Comment vous trouvez-vous? — *Assez bien.* — *Depuis le commencement de la séance, vous voulez que je dorme bien, n'est-ce pas?* — *Je l'ai très-bien senti.*

La malade entend sa grand'mère causer dans une chambre voisine, elle est très-agitée; dès que le calme est revenu, elle me dit : *Ce matin, je me suis donc appliqué ces fameuses sangsues, j'ai eu une crise après, mais n'importe, elles m'ont fait du bien.* — *Samedi prochain il m'en faudra huit sur le côté gauche du ventre, près de l'estomac* (région splénique). *Il est bien entendu que je me les appliquerai encore moi-même.* — *Je souffre moins à l'endroit où je m'étais donné un coup.* — *Je suis bien, mais il y a encore une grande différence entre* ce sommeil et celui *que j'attends: je verrai dans* ce sommeil, *maintenant je ne fais que sentir.* — *J'aurai bien mal ce soir; les sangsues en seront cause: elles m'étaient nécessaires cependant,* — *elles m'agitent les nerfs, mais d'un autre côté elles me font du bien. Demain je serai mieux.* — *Après mon réveil, je serai calme pendant un quart d'heure, puis j'aurai une crise qui sera suivie d'agitation.*

Vous magnétiserez encore mon flacon pendant vingt minutes, en voulant la même chose qu'hier; — *ne l'oubliez pas.* — *Vous me donnerez aussi à boire de l'eau magnétisée.*

Mon estomac ira un peu mieux après la seconde application de sangsues; il digère encore bien mal; — *cependant ce que j'ai pris ce matin a bien passé.*

Aujourd'hui, je mangerai un artichaud au jus. — Oh oui! je le sens, il me faut un bien bon sommeil *pour guérir mes pauvres nerfs; — qu'ils sont malades, grand Dieu!*

La crise que j'aurai après mon réveil ne sera pas trop forte, si vous me faites des frictions sur le creux de l'estomac; il faudra aussi me faire des passes sur les genoux et sur les pieds. — J'ai une crise chaque matin; demain, elle aura lieu à neuf heures, le reste de la matinée sera assez calme.

La malade est interrompue par l'entrée de sa grand'mère qui a quelque chose à dire à M. de T***.

Elle est violemment agitée, tous ses muscles sont en contraction; Mme de S^t^.-O*** se retire bien vîte; malgré cela, l'agitation de Mlle Valérie continue; elle me demande son flacon magnétisé, et me prie de lui faire des passes à grand courant. — Elle se calme. Je l'éveille à quatre heures et demie; puis je lui magnétise un verre de sirop de groseille toujours très-étendu d'eau.

Une assez forte crise a lieu un quart d'heure après le réveil: je calme la malade en lui faisant des passes; elle reste vingt minutes en somnambulisme, puis elle s'éveille spontanément; mais elle est toujours agitée. Elle descend, traverse la cour, accompagnée de son père; la vue d'un chien épagneul la catalepsie à l'instant; l'extase dure quelques minutes; j'arrive, je la touche; ses membres reprennent leur souplesse, mais l'agitation succède à l'extase; nous rentrons, je la magnétise: elle est bientôt en somnambulisme; elle me prie de l'y laisser un quart d'heure. Je l'éveille: la crise a cessé; mais la malade est toujours un peu agitée, ainsi qu'elle me l'avait du reste annoncé dans la séance de deux heures et demie.

Cinquième séance. 21 juillet. — Je magnétise la malade à deux heures et demie, et je veux encore mentalement qu'elle arrive bientôt à l'état de somnambulisme parfait qu'elle demande chaque jour.

Trois heures et demie. — Comment vous trouvez-vous? — *J'étais bien agitée tout à l'heure, je souffrais beaucoup, mais je suis bien maintenant. — Vous voulez donc toujours que je* dorme bien; *j'ai* senti *votre volonté, — bien mieux encore qu'hier. — J'aurai une assez bonne journée. — A l'avenir, allez donc plus vîte en me faisant les premières passes, de cette manière vous me mettrez plus tôt en somnambulisme. — A mon réveil, je serai calme pendant un quart d'heure, puis j'aurai une petite crise. — Aujourd'hui, je mangerai des olives au jus. Demain, faites-moi des passes au devant du cou et de la poitrine; — vous avez eu une heureuse idée, en laissant long-temps vos mains devant mes yeux; je m'en suis très-bien trouvée, — si bien, que parfois j'étais* tout à fait endormie.

Demain, il faudra fermer les fenêtres pendant

la séance, j'entendrai moins de bruit, je dormirai mieux; — l'excessive chaleur nous forçait de les laisser ouvertes. — *J'ai toujours mal dans les chairs de la poitrine, mais surtout aux seins; c'est là, vous le savez, que j'ai reçu plusieurs coups.*

C'est toujours samedi prochain que je m'applique huit sangsues; quand elles seront toutes tombées, je ferai couler le sang pendant quatre heures, j'appliquerai un cataplasme de farine de lin sur les piqûres, — il sera renouvelé deux heures après, et je ne l'ôterai que lorsqu'il faudra arrêter le sang. — Il fera bientôt un orage, ayez soin de me faire de grandes passes dans ce moment là, et d'aller très-vîte, très-vîte. — Ma mère nous a quittés hier, — j'en suis peinée, — et cependant je m'en trouve bien; — ma grand'mère devrait bien s'absenter aussi, croiriez-vous que sa présence dans la maison me fait souvent très-mal!

Vous m'éveillerez à quatre heures et demie précises; — ne me laissez jamais en somnambulisme que le temps nécessaire pour me faire du bien. (On voit que la malade se sert tantôt du mot dormir, tantôt du mot somnambulisme, pour exprimer le même état. Presque tous les somnambules ont cette habitude.) — *Je crois que* je ne sentirai ou ne verrai *jamais que pour moi; je pourrais aussi voir pour vous, si vous étiez malade.*

Je ne sens *pas l'époque de ma guérison, mais je sens fort bien que je guérirai. — Tâtez-moi donc le pouls.* — Je le trouve très-calme. — *Oui, je guérirai, mais toute ma vie je serai très-nerveuse.*

Les bains de rivière ne me conviennent pas du tout, — je vous l'ai déjà dit.

Si vous m'éveilliez avant l'heure que je vous ai indiquée, je souffrirais beaucoup; — ce sommeil m'est si bon!! — Il faut toujours me magnétiser à l'heure convenue, toujours dans l'après-midi, dans la même chambre et à la même place. — Je souffre au côté droit : faites-y des passes. — Bien, je ne souffre plus. —

Quatre heures et demie; j'éveille la malade, elle est très-calme.

Ainsi qu'elle l'a annoncé, la malade, après son réveil, est très-bien pendant un quart d'heure, puis elle a une crise. Je la calme en lui faisant des passes au-dessus de l'épigastre. Elle boit un verre d'eau magnétisée en me disant : *Vous le voulez,* — je le veux, et je veux aussi que cette eau vous fasse le plus grand bien possible. — *Faites-moi dormir : continuez les passes sur l'estomac, et descendez jusqu'aux pieds. — Comme je suis calme. — Je voudrais dormir jusqu'à cinq heures. — Demain, au commencement de la séance, magnétisez-moi d'abord très-vîte, puis moins vîte, et enfin très-lentement; faites ainsi pendant une heure.*

Cinq heures. J'éveille la malade, elle est très-calme.

Sixième séance. 22 juillet. — Je magnétise la malade comme elle m'en a prié la veille.

Trois heures et demie. Les yeux de la malade sont fermés depuis une demi-heure. — Comment vous trouvez-vous? — *Très-bien; — mais quelle lumière! — est-ce que vous avez placé une bougie devant mes yeux?* — Certainement non, il fait jour. — *Oh! quelle lumière, — qu'elle est vive, — comme elle m'éclaire!! — Je vois quelque chose de bleuâtre.* — *Je dors bien mieux qu'hier.* — Que mangerez-vous aujourd'hui? — *Des pommes de terre au jus.* — Comment passerez-vous la soirée? — *Elle sera un peu agitée, parce que le temps est à l'orage, mais la nuit sera meilleure que la dernière. — Je dormirai bien mieux après les sangsues de samedi prochain; — il y a trop de sang là* (elle indique l'épigastre et la région splénique). — *Il ne faudra pas les appliquer avant samedi. — J'ai mal au sein gauche; il y a là du sang qui me fait souffrir; — faites-y donc des passes. — Donnez-moi, je vous prie, mon flacon magnétisé, que je l'y applique aussi; — chaque jour, il me calme davantage.*

J'aurai une crise un quart d'heure après mon réveil. — Maintenant, laissez-moi dormir, — cela me fait tant de bien!! — La malade garde le silence jusqu'à quatre heures et demie. — A peine la pendule a-t-elle sonné, qu'elle me prie de l'éveiller : elle ouvre les yeux, cause un instant avec son père, puis se met à son piano. La crise annoncée vient l'y surprendre : ses doigts se raidissent, sa tête s'incline sur sa poitrine, et bientôt elle la laisse tomber sur le piano.

Je lui applique une main sur le front, la syncope ne tarde pas à cesser. J'engage la malade à se placer sur la causeuse; elle est très-agitée; ses joues sont très-colorées, les pommettes surtout; je lui fais quelques passes au devant de la poitrine et de l'épigastre : elle se calme. Je lui présente son verre d'eau magnétisée, elle le prend et me dit : *Vous voulez que je boive?* — Je le veux. — Elle boit, puis elle ferme les yeux. — D'après sa demande, je la laisse en somnambulisme pendant un quart d'heure; je lui parle de son régime alimentaire; elle ne veut que des légumes au jus. — *J'aime beaucoup les sardines*, me dit-elle, *j'aime tout le poisson de mer*, — *mais je n'en veux pas, cela me ferait mal.*

Je l'éveille à cinq heures ; elle se trouve très-bien. Je magnétise le flacon d'éther, ainsi que j'ai l'habitude de le faire chaque jour avant de me retirer. Quant au sirop de groseille, je le magnétise toujours à quatre heures et demie, lorsqu'elle est éveillée.

Septième séance. 23 juillet. — La malade est magnétisée à deux heures et demie. Ses yeux sont fermés à trois heures.

Trois heures et demie. Comment vous trouvez-vous? — *Très-bien. . . . . .* Quelle lumière ! — *Continuez à passer vos mains devant mes yeux.* — *Je vois* de petites étincelles bleues sortir de vos doigts. — *Je vois une lumière et des étincelles.* — *Il me serait impossible d'ouvrir les yeux.* — *Cette lumière me fatigue, et cependant elle est de bon augure :* — *je pourrai vous indiquer tout ce qui sera nécessaire à ma guérison; je le sens.*

J'adresse *mentalement* plusieurs questions à la malade; mon essai réussit complètement : elle répond à toutes de manière à me prouver qu'elle m'a toujours parfaitement entendu ou plutôt *compris.*

Quatre heures. Il y a un peu d'agitation, mais elle dure fort peu de temps.

Quatre heures dix minutes. *Je mangerai aujourd'hui des choux-fleurs au jus.* — *Je souffre encore de l'estomac, quelques instants après avoir mangé.* — *J'ai parfois des étourdissements.* — *Une de mes amies m'a écrit hier; sa lettre est dans ma poche;* — *eh bien! le croiriez-vous, elle me fait mal cette lettre;* — *tenez, la voilà; ayez la bonté de la conserver jusqu'à mon réveil.* — Je la prends : la malade cesse de souffrir. — *Le flacon magnétisé me calme de plus en plus,* — *il me rend* de grands services *quand vous n'êtes pas ici.* — *Ma mère devrait bien cesser de faire de l'opposition :* — *si elle savait le mal qu'elle me fait!* — *Parfois, elle se rend, mais cela dure si peu !* —

A mon réveil, je serai calme pendant un quart d'heure, pas plus, puis j'aurai une assez forte crise. — Il faudra me faire des passes au devant de la poitrine.

Pourriez-vous m'indiquer l'époque de votre guérison? — *Non; — je serai guérie, j'en suis sûre, — je vous l'ai déjà dit, — seulement, mes nerfs seront toujours très-impressionnables.*

La malade est éveillée à quatre heures et demie. La crise annoncée a lieu un quart d'heure après; il y a beaucoup d'agitation. — Je lui fais des passes au devant de la poitrine; elle ne tarde pas à se calmer. — *J'éprouve*, me dit-elle, *toujours un peu de raideur, d'engourdissement dans le bras droit et dans la jambe droite; — sans le magnétisme, la paralysie se reproduirait, bien certainement. — Pendant la nuit, j'ai souvent des crampes qui m'empêchent de dormir.*

Cinq heures. *Eveillez-moi.* — La malade est calme. Elle s'approche de son piano, prend un cahier de musique relié en maroquin rouge, mais à l'instant même elle a tout le côté droit du corps frappé d'engourdissement très-douloureux. Je fais cesser cette sorte *d'émiplégie* à l'aide de quelques passes longitudinales, à grand courant.

Huitième séance. 24 juillet. — La malade est magnétisée à deux heures et demie. Des ouvriers font du bruit sous les fenêtres : cela l'agite beaucoup.

Trois heures et demie. Elle est assez calme. Comment allez-vous? — *Assez bien, — je vois encore une lumière, mais elle est bien moins vive qu'hier; — aussi, on a fait tant de bruit! — J'ai de l'engourdissement dans le bras droit; — j'ai mal à la tête; — c'est ce mauvais temps qui en est cause.* (L'atmosphère est extrêmement chargée d'électricité, le temps est souvent à l'orage, il fait beaucoup de vent.) *Je souffre au creux de l'estomac: appliquez-y votre main un instant. — Le bruit, mes douleurs de tête et d'estomac ont nui considérablement à mon sommeil. — Savez-vous bien que j'ai eu mal à l'estomac depuis hier à sept heures du soir jusqu'à ce matin. — J'en souffre beaucoup moins maintenant; — comme votre main m'a soulagée!*

Je passe d'assez mauvaises nuits; — quand je ne dors pas, j'ai très-froid, — aux pieds surtout, — ils sont presque toujours glacés; — le flacon magnétisé me réchauffe un peu; je m'en sers bien souvent; — il ne faudra plus le magnétiser que dix minutes. Comme vous m'avez calmée: — je ne sens plus ni mes nerfs ni mon estomac; — quelle bonne chose que le magnétisme! — Ce matin, j'ai encore eu la maladresse de me donner un coup au sein droit. — La malade garde un instant le silence, puis elle reprend: — *Je dors bien maintenant, on ne fait plus de bruit; — je ne tarderai pas à voir des étincelles bleues sortir de vos doigts.*

— *Oh! oui, après la nouvelle application de sangsues, je dormirai beaucoup mieux.*

Ma mère est absente, il faut que je lui écrive, — que je vais souffrir!

*Si vous saviez le bien que me fait le magnétisme! — Pour un empire, je ne voudrais pas être éveillée avant l'heure. — Quelle singulière chose! je vois en ce moment plusieurs personnes de ma connaissance; je vois mon cousin, je le vois à Paris, il porte en ce moment une redingotte noire et un pantalon grisâtre; je viens aussi de voir une de mes amies, Mlle de J***, — mais je l'ai très-bien vue!*

L'heure de mon réveil approche (c'est vrai, et pourtant la malade tourne encore le dos à la pendule), — *cela me fait mal;* — la malade est très-agitée.

Comment passerez-vous la nuit, lui dis-je? — *Assez mal: — je dormirai de minuit et demi à cinq heures; — à neuf heures du matin j'aurai ma crise habituelle, elle durera jusqu'à midi.* — Quel effet la musique produirait-elle sur vous? — *Une musique douce, faite par vous surtout, me calmerait bien.*

J'aurai mal à l'estomac toute la soirée, — encore un peu demain matin. — Maintenant, ne me faites pas dormir plus long-temps, — plus tard, ce sera nécessaire.

Oui, les sangsues de samedi prochain me feront beaucoup de bien; — il m'en faudra encore d'autres, mais je ne puis préciser l'époque : — je ne puis me prescrire, que quand j'ai senti.

Quelle lumière ! combien d'étincelles jaillissent de vos doigts ! elles sont d'un si beau bleu, si vif ! — Quel effet cette lumière produit-elle sur vous ? — *C'est à peu près l'effet qu'on éprouve quand on ferme les yeux en les tournant vers le soleil.*

Quatre heures et demie. — *L'heure va sonner, — je le sens.* La malade s'agite violemment : je l'éveille dès que l'heure *a sonné :* elle est calme.

La crise annoncée a lieu un quart d'heure après le réveil ; la malade est très-agitée : je fais des passes au devant de la poitrine et de l'épigastre : elle tombe en somnambulisme. — *Laissez-moi dormir* (1) *un quart d'heure. — Que je suis bien ! — Beaucoup mieux qu'à deux heures et demie. — Je vois encore* cette lumière ; — *elle est bien vive.* — La malade boit son eau magnétisée, puis elle garde le silence ; elle est calme.

Cinq heures moins le quart. — *Il est l'heure,* (avec brusquerie) — *Eveillez-moi.* — Je tarde un peu. — *Eveillez-moi donc, vous dis-je, — vous*

---

(1) Je l'ai déjà dit, je n'emploierai jamais le mot *dormir* pour indiquer le *somnambulisme*, mais la malade l'a presque toujours fait ; telle est l'habitude de beaucoup de somnambules.

allez me faire souffrir. Je l'éveille ; elle est agitée, mais elle ne tarde pas à se calmer.

D'après son indication, je ne magnétise plus le flacon d'éther que dix minutes.

Dans ces deux dernières séances, l'état de la malade s'est modifié d'une manière bien remarquable : elle a *senti* qu'elle pourrait m'indiquer avec exactitude tout ce qui serait nécessaire à sa guérison ; elle a vu une *lumière*, elle a vu des *étincelles bleues jaillir de mes doigts*. L'absence de Mme de T*** est bien certainement une des causes de cette modification, de ce progrès : la malade n'est plus sous l'influence de l'*atmosphère magnétique* de sa mère ; *atmosphère* qui, sans nul doute, *ne peut convenir à la sienne*.

Malheureusement, Mlle Valérie n'est pas *isolée* pendant qu'elle est en somnambulisme : je n'ai pu, quoique je l'aie *voulu* chaque jour avec on ne saurait plus de fermeté, je n'ai pu, dis-je, obtenir qu'elle *n'entendît que moi* ; aussi le moindre bruit l'agite ; aussi, le 24, *cette lumière* a-t-elle été *moins vive* que la veille, parce que la malade a été dérangée, troublée par des ouvriers qui travaillaient cependant assez loin de nous.

Neuvième séance. 25 juillet. — La malade est magnétisée à deux heures et demie.

Trois heures et demie. — Comment allez-vous, Mademoiselle? — *Je dormirais mieux, si je n'avais pas si mal au côté droit* (elle m'indique la région hépatique). — *Ce matin, j'ai eu trois faiblesses, — j'en aurai encore plusieurs aujourd'hui.* — Pourriez-vous m'en dire la cause? — *Oui, j'ai mangé du melon hier, à mon dîner; c'est trop froid pour mon estomac.*

Les sangsues que je me poserai après demain me soulageront beaucoup.

Je vois encore une lumière, mais elle est moins vive qu'avant-hier. — J'ai mal à l'épaule droite, placez-y donc votre main. — La douleur cesse au bout d'un instant. — *Oh! qu'elles ont été mal appliquées les sangsues qu'on m'a mises pendant que j'avais la rougeole! je le* sens *très-bien.*

J'ai été bien contrariée ce matin: mon père est allé à Metz; il y est resté beaucoup trop longtemps.... pour moi; je me ressens encore de l'agitation que cela m'a causé.

Peu de temps avant que vous ne commenciez le traitement magnétique, on a consulté pour moi une somnambule de Paris; elle m'a prescrit des bains froids; — elle a eu bien tort, ils auraient augmenté la violence de mes crises.

Savez-vous bien que si on me mettait maintenant en rapport direct avec une somnambule pour que je la consultasse, je souffrirais horriblement, — ce serait atroce; — et j'en éprouverais à peu près autant si tout autre que vous me touchait pendant que je dors. — Vous ne pourriez pas me mettre en somnambulisme, s'il y avait ici une personne de plus. — Après un instant de silence, la malade continue : — *J'aurai une crise un quart d'heure après mon réveil, elle commencera par une faiblesse. — J'ai mal aux dents, faites-moi des passes devant la figure. — Ce soir, je mangerai des olives au jus, et demain une laitue à mon déjeuner.*

Ce matin, j'ai encore eu de l'engourdissement dans tout le côté droit du corps. — Savez-vous bien que je serais devenue paralytique, si je n'avais pas été magnétisée. — Je vous ai dit que la somnambule que j'avais consultée à Metz m'avait communiqué sa paralysie, c'est vrai, — mais je sens maintenant que j'en aurais été atteinte un peu plus tard, lors même que cette consultation n'aurait pas eu lieu ; — le mal n'a donc été que devancé. — Vous pouvez cesser de faire des passes devant ma figure, je n'ai plus mal aux dents. — Quelle lumière ! comme elle est vive ! — Je vois aussi beaucoup d'étincelles sortir de vos doigts ; — elles sont toujours bleues.

Aujourd'hui, le flacon d'éther n'a presque pas produit d'effet sur moi ; — je me suis trompée en vous disant hier de ne plus le magnétiser que dix minutes ; c'était de l'eau de groseille que je voulais vous parler ; le flacon le sera toujours pen-

dant vingt. — Tout à coup la malade parait souffrir de la gorge; elle applique la main sur son larynx; je lui adresse la parole, elle ne peut me répondre, et me prie, par signe, de lui faire des passes au devant du cou. — La douleur se calme, la malade fait plusieurs mouvements d'inspiration et d'expiration prolongés; l'aphonie cesse. — *Que j'ai souffert, — c'était une véritable strangulation; — avant le traitement magnétique, il m'arrivait très-souvent aussi de perdre la voix; — je la perdais bien souvent lorsque j'étais à Luxeuil. — J'y avais aussi de fréquentes faiblesses, et, un jour entr'autres, j'en ai eu cinquante dans trois heures.* — Et pourquoi donc en aviez-vous tant? — *Parce qu'on me faisait prendre beaucoup trop de glace. — La glace ne me convient pas; — il ne faut à mon estomac rien de trop chaud, rien de trop froid.*

Quatre heures et demie. J'éveille la malade: elle est calme.

La crise annoncée a lieu un quart d'heure après le réveil: elle commence par une syncope. Les passes convenues calment la malade et ne tardent pas à la mettre en somnambulisme. Après avoir gardé le silence pendant dix minutes, elle me dit avec vivacité: — *Quelle lumière! — Vos doigts sont en feu! — Quel phénomène étrange! votre main est froide sur mon front et brûlante sur mes pieds; — c'est qu'il le faut ainsi: — oui, ce doit être ainsi, puisque j'ai toujours la tête brûlante et les pieds froids ; — mon sang circule si mal ! il est toujours en haut, et si peu en bas. — Que le magnétisme est une excellente chose ! c'est presqu'une panacée ; tantôt il réchauffe ; tantôt il refroidit. — Oh ! mon Dieu, je vous remercie ; — vous aussi, vous qui me faites tant de bien ! — Depuis que vous me magnétisez, je n'ai pas encore si bien dormi qu'à présent. — La pendule vient de sonner, et je n'ai pas éprouvé la moindre agitation. — Dites donc à mon père de faire du bruit....... mais cela ne me fait aucun mal, je l'entends à peine ; — dites-lui de recommencer.... Ah ! cette fois je l'entends, — qu'il cesse bien vîte. —*

Je sens qu'il faudra me mettre dix sangsues sur le côté droit (elle indique la région hépatique) *huit jours après la prochaine application ; je ferai couler le sang pendant quatre heures, à l'aide d'un cataplasme qui sera changé de deux en deux heures. — Oh ! mon pauvre estomac, comme il est malade ! Ce soir, j'y appliquerai un cataplasme de farine de lin, je le renouvellerai demain matin.*

La malade boit son eau de groseille magnétisée ; elle la trouve délicieuse.

Je l'éveille à cinq heures vingt minutes ; elle est très-calme.

Dixième séance. 26 *juillet.* — La malade a eu une syncope à deux heures dix minutes, un instant avant mon arrivée ; son père l'a prise par les bras pour l'empêcher de tomber.

Je la magnétise à deux heures et demie. Elle est très-agitée jusqu'à trois heures dix minutes. A trois heures vingt, elle est calme.

Trois heures et demie. — Je commence mon interrogation par des questions mentales, elle y répond très-bien. — Pourquoi avez-vous donc été si agitée au commencement de la séance ? — *Vous ne savez donc pas que maman arrive demain ? — voilà ce qui m'agite, ce qui me fait mal, — et cependant je l'aime bien ! — Oh ! que mon état est bizarre, insupportable !....... Mais je guérirai. — Tout à l'heure, j'ai cessé d'entendre le mouvement de la pendule, pendant dix minutes.*

Comment avez-vous passé la nuit ? — *Moins mal que de coutume. — J'ai eu deux faiblesses aujourd'hui, une avant la crise de neuf heures, et l'autre à deux heures dix minutes. — Décidément il faut que je continue le cataplasme sur le creux de l'estomac, — c'est cependant fort ennuyeux. — Je dors bien en ce moment, mais demain il n'en sera pas de même.* — Pourquoi ? — *Parce que....* elle *arrive. — Comme vos doigts sont en feu ! — J'ai les bras engourdis, parce que papa m'a touchée pendant mes faiblesses ; — pauvre père, il me fait du mal tout en voulant me faire du bien. — J'ai oublié de prendre mon flacon d'éther, veuillez me le donner.* — La malade se l'applique sur l'épigastre, puis elle me le rend en me disant : *Mettez-le dans votre poche, et l'y laissez jusqu'à la fin de la séance ; — de cette manière, vous le magnétiserez bien mieux encore.*

Je souffre beaucoup de l'estomac. — J'y place une montre en or, elle ne produit aucun effet ; j'y fais des passes avec contact ; la douleur cesse.

Ce matin, j'ai mangé une laitue au jus ; ce soir, on me donnera des choux-fleurs ; — tel sera mon régime alimentaire jusqu'à nouvel ordre : des légumes au jus, pas autre chose.

A partir de demain, vous pourrez m'adresser la parole après m'avoir magnétisée pendant trois quarts d'heure seulement ; — pendant le premier quart d'heure, vous me ferez des passes en allant très-vîte, et en plaçant vos doigts à deux pouces de mon corps ; pendant le second, un peu moins vîte et avec contact ; pendant le troisième, très-lentement ; ces trois sortes de passes seront toujours faites de la tête aux pieds.

Je vous l'ai déjà dit, ne laissez entrer personne ici, si vous voulez continuer à me magnétiser ; — je ne veux que papa.

Un de mes oncles doit bientôt arriver : sa présence à la maison ne me fera aucun mal, mais je ne veux pas qu'il soit là quand vous me magnétiserez. — La fâcheuse influence qu'exercerait maintenant sur moi tout autre que mon père cessera peut-être plus tard.

Quatre heures, la sonnerie de la pendule agite un peu la malade.

Je ne veux pas que ma mère arrive avant que les sangsues ne soient appliquées, j'aurais plus mal; ainsi on ne lui enverra la voiture que demain matin.

N'oubliez pas de vous mettre encore, ce soir, un cataplasme sur le creux de l'estomac. — *Je le ferai; — c'est cependant fort ennuyeux, convenez-en.* — Oui, mais il faut vous guérir.

Mes bras sont encore un peu engourdis : faites-moi des passes depuis les épaules jusqu'aux doigts... Que c'est bon! Je ne souffre plus, il n'y a plus de raideur.

J'aurai une crise un quart d'heure après mon réveil; elle commencera par une faiblesse, et je perdrai la voix.

Je sens que ma mère a du plaisir à revenir, eh bien, le croiriez-vous, cela me fait mal, cela me brûle !

La malade est agitée. — Calmez-vous, lui dis-je, je le veux. — Voulez-vous que je fasse un peu de bruit? — *Oui, cela me soulagera.* — Je place aussi sur son épigastre le flacon d'éther que j'ai dans ma poche, il produit un bon effet.

Quelle lumière! — elle me fait mal; — cependant elle est un peu moins vive qu'au commence-

ment de la séance. — *Ah! je vois vos doigts*, (la malade a les yeux très-bien fermés) *mais je les verrai mieux plus tard.* — *L'arrivée de maman et l'application des sangsues m'occasionneront demain plusieurs faiblesses.*

Que d'étincelles jaillissent de vos doigts! elles m'éblouissent.

Mon oncle arrivera demain à six heures du soir; son arrivée me donnera une crise.... de plaisir qui sera assez violente. — *Je l'aime beaucoup mon oncle;* — *il croit au magnétisme;* — *et cependant sa présence ici, pendant que vous me magnétisez, me ferait beaucoup de mal, m'empêcherait de dormir.* — *Je voudrais avoir la lettre qu'il a écrite à ma grand'mère; dites à papa d'avoir la bonté de me la donner..... Elle n'est pas ici;* — *eh bien pour qu'il ne me fasse pas de mal en ouvrant la porte, serrez-moi la main bien fort.* — Je le fais, et pour la première fois, la malade n'est pas trop agitée en entendant du bruit. — *Je ne puis la lire encore cette lettre, lisez-la moi.* — *L'heure de mon réveil approche, je le sens.* — La malade s'agite.

Quatre heures et demie. *Eveillez-moi.* — Elle est calme.

La crise annoncée a lieu un quart d'heure après le réveil, elle commence par une syncope accompagnée d'aphonie et d'une sensation très-douloureuse de strangulation; la malade porte la main à sa gorge comme pour ôter ce qui l'empêche de respirer. Les muscles sterno-mastoïdiens sont dans un violent état de contracture, la région laryngée est aussi dans un état de spasme très-prononcé; la malade est extrêmement pâle; son pouls est petit et concentré. Je fais les passes convenues, j'applique ma main sur l'épigastre; Mlle Valérie recouvre la voix au bout de cinq minutes, puis elle tombe en somnambulisme. A la pâleur succède une coloration assez vive. Après avoir gardé le silence un instant, elle me dit: *J'ai eu bien mal, mais c'est passé, grâce à vous. — Malheureux estomac! je sens que le maigre ne lui convient pas. C'est au couvent surtout qu'il m'est souvent arrivé de faire maigre; — il faut que j'y renonce pour long-temps..... Oui, il le faut. — Demain, les sangsues me feront très-mal aux nerfs, et cependant j'en ai le plus grand besoin.* — Mais vous serez mieux après-demain? — *Oui, — et pourtant l'arrivée de maman me fera mal.*

Ce soir, j'aurai une faiblesse à huit heures et demie, et je perdrai encore la voix.

Puisque M. de T*** vous fait tant mal lorsqu'il vous retient, au moment d'une faiblesse, pour empêcher que vous ne vous blessiez, promettez-moi donc d'être ici, sur cette causeuse, à huit heures et demie. — *Je vous le promets.*

Demain, (avec humeur) *j'aurai une mauvaise journée, une mauvaise soirée et une mauvaise nuit;*

aussi je désire dormir encore jusqu'à six heures et demie, (d'une voix très-adoucie) *le voulez-vous, dites?* — Bien volontiers. — *J'aurai encore une faiblesse à sept heures moins le quart.* — Alors, quand je vous éveillerai, restez ici jusqu'au moment de cette syncope. — *Oui, si je puis.* — *Huit sangsues demain matin*, — *pas une de moins.* — *Comme je suis bien en ce moment!* La malade garde le silence à peu près un quart d'heure; la demie sonne, je l'éveille. Elle me quitte, reste un instant dans sa chambre, puis vient se replacer sur la causeuse; mais elle a chaud, sa figure est très-colorée, le nez surtout, il est d'un rouge vif; elle s'approche d'une fenêtre, l'ouvre et respire avec bonheur l'air frais de la campagne. — Je suis près d'elle; la syncope a lieu à sept heures moins le quart très-précises (la malade tourne le dos à la pendule); elle est accompagnée d'aphonie; la face est décolorée, la peau froide, le pouls faible et concentré. — J'applique une main sur l'épigastre; — l'aphonie dure cinq minutes, puis la malade a successivement plusieurs syncopes, mais sans perte de la voix. — Elle a très-froid, elle demande du feu.

Onzième séance. 27 juillet. — La malade est magnétisée à deux heures et demie.

Trois heures un quart. Elle sourit, elle a fait un rêve agréable, très-long, elle ne veut pas m'en parler. — Entendez-vous le mouvement de la pendule? — *Oui.* — Plus tard l'entendrez-vous encore? — *Moins.* — Un instant après, elle me dit: *Les trois quarts d'heure sont donc écoulés?* — Ils le sont. — *Le sujet de mon rêve était une conversation à Luxeuil* (la malade rit beaucoup). — *Mon bras gauche est engourdi, parce que papa l'a touché ce matin.* — Des passes font cesser l'engourdissement. — *Je pourrai bien avoir demain les deux bras engourdis, peut-être tout le corps, car, ce soir, j'aurai beaucoup de faiblesses, et on me touchera.*

Savez-vous ce qui me met en gaîté? Les sangsues que je me suis appliquées ce matin; mais cette gaîté sera bien détruite ce soir, par l'arrivée de ces Dames. — *Je ne veux pas qu'on me touche.* — *Je dormirai mieux encore après l'application des sangsues que je dois me faire samedi prochain.* — Pourquoi riez-vous tant? — *De colère, — elle arrive ce soir, — demain, j'aurai une crise à neuf heures, une mauvaise journée, quelques faiblesses; — ce soir, je mangerai des olives au jus.* — *La nuit a été mauvaise, — le vent m'a fait mal.* — *Couchée à minuit moins le quart, je me suis éveillée à trois heures et demie; levée à quatre heures, je me suis posé les sangsues à quatre heures et demie; — le sang a bien coulé, je n'en éprouve encore que peu de soulagement.* — Quand se fera l'application des sangsues au bas-ventre? — *Je ne puis vous le dire aujourd'hui. Les sangsues ont calmé les douleurs que j'éprouvais au creux de l'estomac. — J'entends peu le mouvement de la pendule, mais je dors moins bien qu'hier. — Ce soir, je souffrirai horriblement.*

On fait du bruit sous les fenêtres : la malade me serre fortement la main, le bruit alors lui fait moins de mal.

Le flacon magnétisé m'a calmé hier soir ; mais ce matin quelqu'un l'ayant touché, il m'a fait moins de bien ; je ne l'ai pas vu toucher, mais je l'ai senti ; — ce bruit me fait très-mal. (Elle me serre la main avec force.) *Que papa fasse cesser ce bruit, qu'il ouvre la fenêtre pour dire au jardinier de s'en aller.*

Serrez-moi bien la main, bien fort, bien fort. — J'aurais bien dormi cette nuit, sans l'arrivée de ces Dames. — Je souffre un peu de l'estomac. — Pourquoi ? — *Parce que.... toujours la même raison : l'arrivée de ma mère et de ma grand'mère ; — il faut que je tâche de persuader à maman que mon oncle serait enchanté de faire la connaissance de Mme de ***. — Ce n'est pas pour mon oncle, car, s'il était seul, il pourrait rester, — et puis, maman doit une visite à Mme ***, il faut, poliment qu'elle la fasse, cela lui prendra une journée. — Souvent, quand je veux adresser la parole à ma mère, j'éprouve un serrement à la gorge, je ne puis parler, c'est indépendant de ma volonté, ainsi ne* *me sermonnez pas. — Votre main a calmé la douleur que j'éprouvais au creux de l'estomac; — il n'y a pas d'application de sangsues qui vaille votre main. Il m'en faut cependant.*

Je souffrirai beaucoup ce soir; le flacon produira peu d'effet; mes faiblesses seront douloureuses.

A mon réveil, j'aurai mal à l'estomac; un quart d'heure après, j'aurai une crise qui commencera par une faiblesse, je perdrai la voix.

L'heure approche, la malade est agitée; je l'éveille à quatre heures et demie.

Cinq heures moins le quart; la crise annoncée a lieu : il y a syncope et aphonie complète. Dès que la faiblesse a cessé, la malade se lève, va près de la fenêtre, puis elle revient s'asseoir; son pouls est calme, je fais des passes au devant du larynx, en voulant que la voix lui revienne, mais l'aphonie continue.

Cinq heures dix minutes, nouvelle syncope qui cesse de suite. — Cinq heures et demie, autre syncope; l'aphonie a commencé à cinq heures moins dix-sept minutes, et a duré jusqu'à six heures moins dix.

Il y a beaucoup de raideur dans le bras droit et la jambe droite; je fais des passes longitudinales à grand courant, les membres reprennent leur souplesse. — La malade tombe bientôt en somnambulisme; elle m'annonce une syncope pour le moment de son réveil; puis, après avoir gardé le silence un instant, elle me dit :

Je n'éprouve plus d'engourdissement, éveillez-moi.

Je l'éveille; elle se retourne, sourit à son père, puis elle dit : *Eh! mais.....* en fermant les yeux. — La syncope a lieu; elle ne dure qu'un instant. La malade se lève et lit gaîment une lettre avec M. de T***.

Douzième séance. 28 juillet. — Je magnétise la malade à deux heures et demie.

Trois heures et demie; elle est très-agitée. — Qui vous agite ainsi? — *Je ne veux plus parler.* — Pourquoi? — *Parce que bonne maman désire venir ici, pour savoir ce que je dis. — J'aurais vu après l'application de sangsues d'hier, si ces Dames n'étaient pas revenues, — je vous verrais; — je ne veux pas que vous disiez ce que je prescris; — que papa n'en parle pas non plus. — Je ne vois ni étincelles, ni lumière, parce que l'on me contrarie de nouveau. — Pourquoi envoyer de mes cheveux à une somnambule? je vous le demande; — je ne veux suivre que mes conseils et les vôtres; — c'est pour ne pas déplaire à mon oncle que j'ai donné de mes cheveux, mais ne lui dites pas que cela me contrarie. — Je crois que j'aurais vu aujourd'hui, mais je ne verrai pas; car je suis mal. — Samedi prochain, dix sangsues au flanc droit; — de samedi prochain en huit, douze sangsues, tout à fait au bas-ventre,* (à la vulve). — *Samedi prochain, le sang coulera cinq heures; après la chûte des sangsues, j'appliquerai sur les piqûres un cataplasme qui sera renouvelé deux heures après; je conserverai celui-là deux heures encore, puis j'en mettrai un troisième que je ne conserverai qu'une heure; il en sera de même pour les sangsues du bas-ventre. — Il y a long-temps qu'on aurait dû faire cela, il en aurait moins fallu, — et je sens qu'après ces sangsues il en faudra encore d'autres. — Je me les appliquerai toutes moi-même; — qu'on n'en parle pas à bonne maman; que papa n'en parle pas non plus. — Je mangerai ce soir des olives au jus, elles ne me font jamais de mal. — J'ai mangé ce matin des pastilles à la fleur d'oranger, elles m'ont fait souffrir.* — N'en mangez plus. — *Je pourrai manger du chocolat à l'amande, — non, à cause de la vanille qui s'y trouve.* — Vous avez raison. — *La gelée de pommes me convient?* Oui, en petite quantité à la fois. — *La gelée de groseille me fait mal.* — N'en mangez jamais.

Comment vous trouvez-vous? — *Je ne dors pas bien, mais je suis* plus calme. — *Hier soir, le flacon m'a calmée, m'a bien réchauffée; car j'ai toujours froid quand je ne suis point endormie, j'ai les pieds et les mains engourdis; le côté droit surtout est toujours froid, beaucoup plus froid que le reste du corps.* — Je frappe sur la table avec mon crayon, ce bruit lui fait du bien. — *Les piqûres de sangsues me font mal.* — Mettez-y, lui dis-je, des pepins de concombre bien frais, bien entourés de mucilage. — *Vous voulez que je le fasse, je le ferai. — Les piqûres me font mal, parce que les sangsues ont été appliquées sur l'endroit où je souffre. — Ce soir, j'aurai beaucoup de faiblesses. — Hier soir, j'ai eu une crise à neuf heures. Après votre départ, je n'ai plus perdu la voix. — Un quart d'heure après mon réveil, j'aurai une faiblesse, puis je perdrai la voix; — il faut, pour faire cesser cette extinction de voix le plus tôt possible, m'endormir en faisant des passes sans contact et pas trop vîte, au devant du cou et de la poitrine: — il n'est plus nécessaire d'appliquer, comme vous l'avez fait, votre main sur mon cou.* — De quelle nature est la douleur que vous éprouvez lorsqu'il y a aphonie? — *C'est quelque chose qui m'étouffe, qui me serre; — votre main enlève toutes les autres douleurs, celle-là pas. — Votre main appuyée fortement sur mon cou, me soulageait un peu, mais n'enlevait pas le mal, il vaut mieux m'endormir. — J'ai mal aux dents, du côté droit.* — J'applique ma main sur sa joue droite: bientôt la douleur cesse.

Je n'ai plus mal aux dents, mais j'ai mal à l'estomac; mettez-y votre main. — Ce mal d'estomac me fait bâiller souvent. — J'en souffre depuis l'âge de onze ans. — Quelle en est la cause. — *A l'époque du choléra, pour que je n'en sois pas atteinte, maman m'a fait suivre un régime qui m'a fait beaucoup de mal; — c'est une des causes; il y en a d'autres que je ne sens pas bien maintenant, — j'étais en Champagne à cette époque.* — Quel était donc ce régime? — *On m'empêchait de manger des légumes, des fruits, des choses rafraîchissantes, de prendre du sirop de groseille; — on me nourrissait d'œufs et de viande, cela m'échauffait. — Je serai guérie par le magnétisme et par les moyens que je me prescris, mais mon estomac aura besoin de grands ménagements. — Dans mon enfance, on me faisait trop manger, cela m'a fait beaucoup de mal. — On me forçait à manger pendant que j'avais la coqueluche. — J'ai eu cette maladie entre sept et huit ans; j'en fus atteinte assez violemment. — A neuf ans, j'ai eu une attaque de nerfs devant maman, qui n'a pas su ce que c'était. — Cela m'a prise par la poitrine, c'était le soir, maman me déshabillait; cela a duré quatre heures; — je me roulais par terre, — c'était nerveux; le médecin a ordonné de l'eau glacée qui n'a rien fait; j'ai eu trois attaques qui, toujours, ont commencé par la poitrine, les douleurs que j'éprouvais étaient atroces.*

Quatre heures et demie. — J'éveille la malade, elle est calme. Je magnétise l'eau de groseille.

Cinq heures moins le quart. Faiblesse, aphonie;

— je fais les passes convenues ; à cinq heures moins dix minutes, la malade recouvre la voix ; elle est en somnambulisme ; — elle m'annonce des lipothimies et des aphonies pour la soirée ; la dernière syncope doit avoir lieu à neuf heures avec perte de la voix.

J'aurai, me dit-elle, *la première faiblesse en m'éveillant, avec perte de la voix.* — Faudra-t-il que je vous magnétise? — *Oui.* — La malade refuse de boire maintenant.

Je lui applique une main sur le creux de l'estomac ; un instant après elle me dit : « *Votre main me calme ; — Je vois beaucoup de choses qui m'ont fait mal à l'estomac.* » — Dites-moi tout cela. — Elle se tait ; l'heure sonne, elle est agitée ; je me garde bien de réitérer ma question.

On ouvre une porte tout près de nous ; l'agitation de la malade redouble ; je parviens à la calmer. — *Je dors bien, parce que vous avez la main sur le creux de mon estomac, sur le mal.* Le jardinier fait du bruit en tirant de l'eau sous les fenêtres : elle est agitée. — *Que papa lui dise de cesser ; mais serrez-moi bien la main.* — Après un instant de silence, elle continue : *Oh ! oui, il me faudra des sangsues là.* (Elle indique la région sous-pubienne). — Buvez. — Elle boit un peu. — *Il y a trop de sirop, cela me fait mal.* — Je croyais qu'il fallait en mettre beaucoup. — *C'est bien mon goût, mais cela me fait mal.*

Cinq heures douze minutes. Combien de temps encore voulez-vous dormir? — *Jusqu'à la demie.* — La malade est prise d'aphonie qui dure trois minutes.

Cinq heures et demie. Je l'éveille, elle est très-agitée; elle a bientôt une syncope qui est suivie d'extase que je fais cesser en lui appliquant une main sur le front. — Il n'y a pas eu aphonie.

Je la remets en somnambulisme.

Six heures moins vingt-cinq minutes : elle a mal au bras droit; je fais quelques passes au devant de l'articulation scapulo-humérale, en ayant soin d'arrêter quelquefois ma main au-dessus du plexus brachial; elle s'en trouve très-bien, me dit que demain il faut que j'en fasse autant après l'heure des passes. Je l'éveille à six heures moins un quart, ses paupières sont pour ainsi dire agglutinées, je suis obligé de faire quelques passes transversales de chaque côté des yeux.

Treizième séance. 29 juillet. — Je magnétise la malade à deux heures et demie; les passes sont faites comme elle l'a demandé.

Trois heures moins sept minutes. Les cris d'un chat l'agitent, et la font extrêmement souffrir; M. de T*** le croyant dans un cabinet voisin dont la porte est fermée, se dispose à l'en faire sortir; *il n'est pas là*, dit-elle; *il est sur l'escalier; — maintenant il est descendu.* — Elle avait dit vrai.

Quatre heures moins le quart. — *Je ne dors plus bien; — on m'a contrariée ce matin: — bonne maman est venue m'annoncer que maman était très-malade, elle a eu l'air de me dire que j'en étais cause. —Je venais de déjeuner, j'ai fort mal digéré; — me dire que maman est malade et par ma faute, c'est atroce! Je vois bien où on veut en venir, — à me décider à renoncer au magnétisme; je ne donne pas là-dedans. — J'ai eu mal à l'estomac cette nuit, surtout ce matin, lors de ma crise de neuf heures: — maintenant il va mieux. — A mon déjeuner, j'ai mangé comme d'habitude une laitue au jus; je mangerai, ce soir, un artichaud.*

La malade revient sur quelques accidents qui lui sont arrivés pendant son enfance; elle me parle de nouveau de la coqueluche dont elle a été atteinte, de plusieurs crises nerveuses accompagnées de dyspnée.

Dans mon enfance, on me faisait prendre beaucoup trop de thé, trop de glaces à la vanille, trop de bonbons, cela me faisait mal aux nerfs et à l'estomac; — on me faisait veiller trop tard; — souvent je ne me couchais qu'à dix heures, parce que maman me conduisait chez ses amies; — elle m'élevait comme une anglaise. — Je ne souffre plus autant du côté gauche; les sangsues m'ont fait du bien; mais il m'en faudra encore, encore beaucoup. — Quand je dois avoir une crise, j'enfle considérablement à la ceinture. — Je perdrai la parole à neuf heures, peut-être avant. — J'aurai une crise un quart d'heure après mon réveil, elle sera précédée d'une faiblesse.

La glace (1) *que j'ai mangée dernièrement m'a fait mal. — Dans le temps, ma mère m'en a trop fait prendre; il ne me faut rien de trop froid ni de trop chaud.* (La malade me l'a déjà dit il y a quelques jours). Mettez, lui dis-je, en vous couchant, un cataplasme de farine de lin sur votre estomac, et enlevez-le au bout d'une heure; de cette manière, vous éviterez le refroidissement qui ne peut vous faire que du mal. Après l'avoir ôté, essuyez bien la place avec de la flanelle. — *Voilà un très-bon conseil, je le suivrai. — Vous avez raison, le moindre froid humide au creux de l'estomac me fait souffrir.*

Je remets la malade en somnambulisme immédiatement après la crise annoncée.

Cinq heures cinq minutes. Un chat vient encore crier près de nous : la malade est violemment agitée ; — il s'éloigne, elle se calme.

Cinq heures un quart. *Quelle lumière!.... Je vois des étincelles jaillir de vos doigts, — elles sont bleues.*

---

(1) Il est quelquefois arrivé à la malade de prendre à l'état de veille des aliments qu'elle se défendait à l'état somnambulique.

J'arrête un instant ma main au devant de la région ombilicale : « *J'ai très-mal là*, me dit la malade, — *votre main m'a fait sentir qu'il fallait y mettre des sangsues ; — je ne puis en dire le nombre, ni indiquer le jour de l'application, mais je vois que ce sera après celles du bas-ventre.*

Cinq heures et demie. *J'aurai une faiblesse dans un quart d'heure. — Je vais boire, puis vous m'éveillerez.* La malade se place près de la fenêtre ; la faiblesse a lieu comme elle l'a annoncé ; immédiatement après, elle est très-agitée, elle sort, ne tarde pas à rentrer, et reste en extase sur le seuil de la porte ; je la magnétise, elle tombe en somnambulisme.

Après avoir gardé le silence un instant, elle me dit : *Je dors bien, je vois beaucoup d'étincelles. — Je souffre là* (à la région ombilicale), *parce qu'il m'est souvent arrivé, étant au couvent, de marcher pieds nus dans la neige. J'éprouvais par fois de fortes chaleurs, cela me rafraîchissait ; — il m'est souvent arrivé aussi de me couvrir la poitrine et le ventre de linge trempé dans de l'eau glacée. — Faites-moi des passes sur la région ombilicale, cela m'endort très-bien. — Je n'entends plus aucun bruit, je n'entends pas mon père. — J'aurai une faiblesse à neuf heures du soir. — Eveillez-moi.* — Les yeux de la malade sont si bien fermés, que les paupières sont pour ainsi dire collées ensemble (expression de la malade) ; aussi, pour l'éveiller, je suis obligé de faire des passes transversales de chaque côté des yeux.

Je magnétise le flacon d'éther avant de me retirer.

Quatorzième séance. 30 *juillet.* La malade est magnétisée à deux heures et demie.

Trois heures et demie. Comment vous trouvez-vous? — *Fort bien. — En automne, j'irai déjà un peu mieux; — si l'on ne me contrarie pas, mes crises seront moins fréquentes et moins fortes. — J'en aurai toutes les fois que je perdrai du sang. — Je dors bien, je vois des étincelles sortir de vos doigts, cette fois elles sont rouges. — Il faudra me mettre quatorze sangsues à la région ombilicale, je ne sais quand. — J'y ai bien mal, si mal qu'il m'arrive souvent de ne pouvoir supporter le contact de ma robe.*

Je me suis couchée à minuit moins le quart, et j'ai dormi de minuit à quatre heures.

Ce matin, j'ai eu ma crise habituelle de neuf heures; un instant après, j'ai mangé une laitue au jus, j'ai eu mal à l'estomac, cependant j'ai fort peu mangé. — Ce soir, je mangerai des choux-fleurs. — Hier, en me couchant, j'avais mal à la tête, le flacon m'a calmée.

J'y ai eu mal, parce que je suis restée trop longtemps au jardin dans la soirée; j'ai eu très-froid aux pieds.

Promettez-moi de ne plus y rester si tard : — elle hésite, enfin me le promet. — *J'aurai une crise un quart d'heure après mon réveil ; vous me ferez dormir pendant une demi-heure.*

Je boirai l'eau magnétisée cinq minutes avant mon réveil ; la crise commencera par une faiblesse. — J'ai mal à l'aîne droite ; quand cette douleur me prend, elle m'empêche de marcher. — Je fais des passes depuis la région inguinale droite jusqu'au pied droit. — Après quelques minutes de magnétisation, la malade cesse de souffrir.

On a eu bien tort de me faire faire de longues promenades (plusieurs médecins lui avaient conseillé beaucoup d'exercice, je lui avais aussi recommandé d'en prendre, mais sans fatigue). *Ce sont les marches forcées qui ont augmenté cette douleur de la région ombilicale ; — souvent je ne pouvais plus marcher et on m'y obligeait ; — en rentrant, j'avais parfois le corps très-enflé, surtout depuis les cuisses jusqu'au nombril. — Il ne faut pas non plus que je me tienne long-temps debout, cela me fait très-mal.*

Je serais bientôt morte, si je n'avais pas été magnétisée ; — tout ce qu'on me prescrivait m'était contraire.

On a commis une grande faute en m'interdisant les émissions sanguines ; — j'en ai le plus grand besoin.

La douleur que j'éprouve au bas-ventre s'est fait

sentir avec violence pendant que j'étais à Luxeuil, on m'y a appliqué un emplâtre d'assa fœtida qui ne m'a fait aucun bien.

J'ai senti, il y a long-temps déjà, que votre intention n'était pas de me continuer les médicaments que vous m'avez prescrits avant le magnétisme; vous me les faisiez prendre pour gagner du temps, et en venir à un autre traitement. (C'est vrai).

Ma mère m'a fait beaucoup de mal en vous proposant une consultation pour moi, avant l'emploi du magnétisme.

Les bains de rivière ne m'ont fait aucun bien, je vous l'ai déjà dit. — Il faut me magnétiser et m'enlever le sang qui me fait mal.

Les sangsues que vous m'avez prescrites en haut des cuisses, ne m'ont pas très-bien réussi, parce qu'elles n'ont pris que d'un côté.

Il y a deux ans qu'on aurait dû m'en mettre au bas-ventre (elle veut parler de la région génitale), *lorsque j'ai eu des saignements de nez.*

On n'y faisait pas attention, parce qu'on traitait mon mal trop légèrement, — on disait qu'il était indifférent que je perdisse du sang par un endroit ou par un autre, pourvu qu'il en sortit; — non certes, cela ne revenait pas au même.

Une application de sangsues au bas-ventre (aux parties sexuelles) *ou aux reins m'aurait fait beaucoup de bien.*

Je me rappelle avoir vomi du sang, — il venait du ventre, où il y en avait beaucoup trop.

*M. S*** ne voyait pas la cause de ma maladie, parce qu'il ne se donnait pas la peine de bien m'examiner. — Le sang me portait tellement à la tête, que je dormais toujours; c'est alors qu'on a voulu me faire une application de sangsues, et que j'ai refusé de revoir M. S***. — Ce n'était pas l'application de sangsues que je refusais, mais seulement de continuer à recevoir les soins de ce médecin; — il ne m'ordonnait le plus souvent que de l'eau de pomme que j'avais en horreur.*

Quatre heures et demie. J'éveille la malade, elle est calme.

Depuis hier soir, j'avais la respiration extrêmement gênée, j'éprouvais des douleurs de poitrine à peu près semblables à celles de l'asthme; je ne savais à quoi attribuer ce mal; je souffrais beaucoup, j'étais vraiment inquiet.

J'en parlai à Mlle Valérie, qui me répondit: *C'est moi qui vous ai communiqué ce mal; c'est tout à fait mon serrement de poitrine* (c'était bien cela que j'éprouvais), *j'en suis désolée, mais cessez de vous inquiéter, vous ne souffrirez pas long-temps, et c'est tout ce que je puis jamais vous communiquer. — Ce soir, prenez un bain et faites-vous magnétiser pendant une demi-heure, à grand courant. — Oui, c'est tout ce que vous pouvez ga-*

gner de mon mal, parce que vous êtes homme' une femme aurait commis une très-grande imprudence en me magnétisant. — Je sens que tout autre que vous n'aurait pu le faire avec autant de succès.

— Vous avez mal à la tête, je le sens très-bien. — C'est vrai, j'y ai mal. — *C'est aussi le temps orageux qui en est cause; n'oubliez pas de vous faire magnétiser. — A mon réveil, je perdrai la voix, il faudra que je prenne l'air.*

La malade a bu son eau de groseille pendant cette dernière séance ; je l'ai éveillée à cinq heures un quart; elle a perdu la voix immédiatement après, j'ai fait ce qu'elle avait prescrit, et l'aphonie a bientôt cessé.

Quinzième séance. 31 *juillet.* Deux heures dix minutes. — Je rencontre M. de T*** dans la cour de sa maison : « N'avez-vous pas été magnétisé hier soir à neuf heures et demie? — C'est vrai. — Vous avez dormi? — Oui. — Vous vous êtes éveillé à dix heures et demie? — C'est encore vrai (mon étonnement était à son comble) ; qui vous a dit tout cela ? — Ma fille : elle était dans sa chambre, très-agitée; tout à coup son agitation cesse, et elle me dit : « *On magnétise en ce moment M. de Résimont, je le sens très-bien. — Comme je suis calme maintenant; — c'est singulier......* » et elle s'endort.

Quelle chose étrange! ajoute M. de T***; que

je suis heureux, sous tous les rapports, d'être initié à des phénomènes si intéressants! que ne vous ai-je connu plus tôt, ma fille serait déjà guérie! Non, il est impossible, selon moi, que la médecine ordinaire parvienne jamais au degré d'exactitude de la médecine somnambulique : les somnambules voient, et les médecins...... ne voient pas toujours.

Deux heures et demie. La malade est très-agitée; son père en est la cause : elle est trop près de lui, il la brûle; je le prie de s'éloigner un peu, et cette sensation de brûlure ne tarde pas à cesser. Je la magnétise.

Trois heures et demie. Comment vous trouvez-vous? — *Bien, j'ai dormi pendant vingt minutes sans rien entendre, j'ai vu une lumière plus vive que jamais; — en ce moment j'ai mal au bas-ventre, j'en ai beaucoup souffert ce matin; — il faudrait que je ne me tinsse pas debout; — la voiture ne me convient pas non plus.*

Quatre heures moins sept minutes. La malade est tout à coup prise d'aphonie; elle me prie, par signe, de lui faire des passes à grand courant. L'aphonie ne cesse qu'à cinq heures cinq minutes.

La malade éprouve dans tout le bras droit un engourdissement très-douloureux que je fais cesser en appliquant ma main sur le plexus brachial.

Quatre heures dix minutes. Parlez-moi de l'époque de votre guérison. — *J'irai déjà mieux en au-*

tomne; en hiver, j'aurai de grandes précautions à prendre contre le froid, il m'a toujours fait mal; à plus forte raison m'en ferait-il beaucoup au sortir d'une maladie si grave.

Vous sortirez donc de maladie à cette époque? — *Oui, j'irai bien vers le milieu de l'hiver.*

J'aurai une faiblesse un quart d'heure après mon réveil.

Hier, à sept heures du soir, j'éprouvais un serrement de poitrine, j'y ai appliqué mon flacon magnétisé, il m'a bien soulagée. — Comment avez-vous passé la nuit? — *J'ai dormi pendant quatre heures; je me suis endormie dans mon lit, et je me suis éveillée sur le parquet; — mon sommeil est toujours si agité!*

Qu'avez-vous mangé ce matin? — *Une laitue au jus.* — Comment va l'estomac? — *Comme cela, pas trop bien. — Ce soir, je mangerai un chou-fleur, c'est encore ce que j'aime le mieux. — J'éprouve maintenant une douleur très-aiguë en haut de la cuisse gauche, cela me donne des faiblesses; j'en aurai encore une à neuf heures et demie du soir. — Hier, je me suis heurté le milieu de la poitrine contre une porte; j'y ai bien mal: faites-y des passes.* — J'en fais, elle ne tarde pas à être soulagée.

Quatre heures et demie sonnent; — je l'éveille. — Ses paupières sont collées, je suis obligé de faire des passes transversales de chaque côté des yeux.

Cinq heures moins le quart, la faiblesse annoncée

a lieu ; la malade est très-agitée ; je la mets en somnambulisme.

Cinq heures. Avez-vous moins mal ? — *Oui, je veux dormir une demi-heure.* — Cinq heures trois quarts. *Je m'endors seulement ; — vous avez été magnétisé hier soir, à neuf heures et demie, n'est-ce pas ?* — C'est très-vrai. — *J'étais dans ma chambre, j'avais un tremblement très-douloureux, cela l'a fait cesser ; j'ai très-bien senti qu'on vous magnétisait ; — papa était près de moi, je le lui ai dit. — Je me suis endormie et éveillée en même temps que vous. — Vous n'avez pas pris de bain ?* — Non. — *Il faut en prendre un ce soir, pas trop chaud, il sera d'une heure et demie. — Il vous faut aussi beaucoup d'air. — Faites-vous vous-même des frictions sur la poitrine, pendant un quart d'heure, avec de l'éther magnétisé. — C'est depuis la gorge jusqu'à l'épigastre que vous souffrez ?* — C'est vrai. — *Buvez de l'eau magnétisée, dormez beaucoup ; — vous pouvez dormir beaucoup.* — (J'ai, il est vrai, le sommeil très-facile ; je ne me rappelle pas qu'une indisposition, même un peu sérieuse, m'ait empêché de dormir au moins pendant plusieurs heures de suite, et j'ajouterai aussi que le sommeil m'a toujours fait le plus grand bien, c'est pour moi un *excellent remède.*) — *Vous pourrez prendre ce bain après avoir été magnétisé ; — ayez soin de vous coucher immédiatement après, — faites-vous une friction dès que vous serez au lit, et dormez le plus long-temps possible.* — *Ce ne sera pas long, faites-vous magnétiser deux fois par jour, cela ne vaudra que mieux.*

Vous n'avez pas tout à fait dormi, — vous n'étiez pas en somnambulisme, mais vous dormiez d'un sommeil bien calme. (C'est très-vrai, je m'en suis parfaitement trouvé.) *La magnétisation n'a duré qu'une demi-heure, ainsi que je vous l'avais prescrit; mais vous avez dormi une heure.* — C'est juste.

Six heures onze minutes. Voulez-vous dormir jusqu'à six heures? — *Volontiers.* — Pendant combien de temps faut-il qu'on me magnétise? — *Maintenant le plus long-temps possible.* — De quelle manière? — *On vous fera des passes de la tête aux pieds, et assez vîte, — toutefois, sur la poitrine, elles seront faites lentement et avec contact. — C'est moi qui vous ai communiqué ce mal; vous en souffrez à peu près autant aujourd'hui qu'hier.* — C'est vrai, le soulagement que m'a procuré le magnétisme n'a encore été que momentané. — *Dites aussi à la personne qui vous magnétise de vous faire, sur la poitrine, des frictions avec la main, et toujours en descendant. — Je suis bien peinée de vous avoir communiqué mon mal; — il y a des gens qui mériteraient bien de l'avoir; ceux qui s'opposent à ma guérison; et c'est à vous que je le communique, à vous qui me faites tant de bien!* — La personne qui me magnétise, peut-elle me guérir? — *Je vous le dirai demain.*

La malade boit son eau magnétisée.

Six heures. J'éveille la malade ; elle s'approche de la fenêtre, et ne tarde pas à avoir une syncope ; je la conduis sur le lit de repos ; elle y a encore une faiblesse. — A six heures et demie, nouvelle syncope ; puis elle perd la voix ; je lui demande si elle veut prendre l'air : elle se lève, nous sortons, accompagnés de M. de T***.

Après dix minutes de promenade, la malade recouvre la voix ; elle se trouve bien. Je magnétise le flacon d'éther avant de me retirer.

Seizième séance. 1er *août.* J'arrive à deux heures moins dix minutes ; la malade a perdu la voix depuis dix heures et demie du matin. Elle a le bras droit et la jambe droite un peu engourdis.

Je la magnétise à deux heures et demie.

Trois heures et demie. Comment vous trouvez-vous ? — *Bien, j'ai dormi pendant une demi-heure sans entendre la pendule, puis une douleur dans l'aîne gauche est venue m'éveiller. — Je n'ai pas entendu sonner trois heures. — Ce matin, je me suis heurté le sein gauche contre l'angle d'une table, j'y ai un noir. — J'ai eu bien mal à l'estomac hier soir ; j'ai vomi, parce qu'il y avait un peu de viande dans le jus de mes légumes, — il faudrait le passer ; cependant ce morceau de viande était à peine gros comme une noisette. — Cette nuit, j'ai dormi pendant quatre heures. Je me suis cou-*

chée à minuit, j'avais perdu la voix. — Il en sera de même ce soir.

Je ne vois pas quel jour il faudra m'appliquer les dernières sangsues que je me suis prescrites. — Je perdrai encore la voix pendant plusieurs jours de suite. — Pendant combien de jours? — *Je ne le sens pas, j'ai même de la peine à parler.*

Je vois une lumière, mais elle est moins vive qu'hier. — Je ne vois pas d'étincelles au bout de vos doigts. — J'ai eu une crise à neuf heures du matin, et une autre à une heure; la dernière n'a duré qu'un quart d'heure, j'étais seule; — la présence de ma mère me fait toujours aussi mal quand j'ai une crise, celle de ma grand'mère m'en fait autant.

Je mangerai ce soir des olives au jus. Le maigre ne me convient pas, il m'a toujours fait mal.

Quand je pourrai manger de la viande, il ne faudra jamais me donner de veau, mais du bœuf (du filet), du mouton, du poulet, peu de dindon, pas de gibier.

J'irai mieux quand je serai débarrassée du sang qui me gêne.

Mon estomac sera toujours délicat, il aura besoin d'être ménagé.

Avez-vous vu mes mains pendant cette demi-heure de si bon sommeil? — *Non.*

Quatre heures sonnent; la malade entend la pendule; aussi est-elle un peu agitée, mais elle se calme bientôt. — *Je vous permets de dire à ma mère que je me suis défendu le maigre, ainsi que les contrariétés..... cela m'est très-contraire.*

Mon flacon magnétisé ne m'a pas fait autant de bien que les jours précédents, parce que ce n'est plus le même. — A mon réveil, je serai bien pendant un quart d'heure, puis j'aurai une faiblesse qui sera suivie d'une crise. — Je perdrai la voix dans la soirée. — Je ne boirai mon eau magnétisée qu'après la crise. — Pouvez-vous me dire comment va ma poitrine? — *Oui, mais laissez-moi chercher un peu.* — Après un instant de silence, elle me dit: *Vous allez mieux qu'hier; vous vous êtes fait magnétiser à neuf heures moins un quart;* — c'est vrai. — *Du moins c'est à cette heure là que je l'ai senti. — Je l'ai dit à papa* (c'est très-vrai). — *Je me suis endormie en même temps que vous. Vous avez été magnétisé pendant une heure.* — L'heure est avancée, je ne lui parle plus de ma santé. — *Je perdrai la voix à huit heures du soir, et elle ne me reviendra que demain matin.* — Je veux que vous ne la perdiez qu'à minuit, et que ce ne soit pas pour long-temps. — *Votre volonté pourra bien retarder l'aphonie, je le sens; mais vous ne pourrez empêcher qu'elle n'ait lieu.*

Quatre heures et demie. Je l'éveille. Les paupières ne sont point *collées;* aussi ouvre-t-elle les yeux facilement.

Dès que la malade est éveillée, elle se met à son piano, la crise annoncée vient l'y surprendre.

Je l'engage à se placer sur la causeuse; elle s'y rend, mais elle est extrêmement agitée.

Cinq heures et demie, l'agitation diminue; elle me demande un quart d'heure de sommeil; je veux la remettre sur mon traitement, elle me dit qu'elle souffre trop de la poitrine pour pouvoir s'en occuper encore.

On a eu bien tort, ajoute-t-elle, *de m'y appliquer* (1) *des sangsues quand j'avais la rougeole, c'était au creux de l'estomac seulement qu'il fallait en mettre; — on m'en a posé dix-sept à la fois; c'était trop. — Je souffre aussi de la poitrine, parce qu'étant au couvent, une de mes amies s'est procuré le plaisir de me la serrer contre un mur. — Magnétisez-moi donc une carafe d'eau que je boirai en mangeant; veuillez qu'elle calme mes douleurs d'estomac. — Il ne faut pas que j'aille dans le monde cet hiver, cela me ferait beaucoup de mal.*

Six heures moins le quart. La malade souffre moins; mais elle ne veut pas me parler de nouveau de ma santé; elle me demande à dormir jusqu'à six heures.

Elle boit de l'eau de groseille magnétisée.

Je l'éveille à l'heure convenue; ses paupières ne sont pas collées.

---

(1) On les avait appliquées à l'épigastre, mais plusieurs, huit à dix, avaient pris au milieu du sternum.

Six heures dix minutes. Mlle Valérie a une syncope suivie d'extase cataleptique que je fais cesser à l'aide de quelques passes ; je la prie de s'asseoir. Elle souffre de la poitrine. Pendant que je magnétise de l'eau et le flacon d'éther, la malade, qui est tout près de moi, tombe en somnambulisme.

Je lui adresse la parole ; il y a aphonie ; je fais des passes à grand courant, la parole lui revient, mais elle ne peut parler que très-bas ; — *j'ai bien mal là* (elle m'indique la région inguinale gauche) ; *il y a là une poche de sang, un amas de sang caillé. — Il faudra que j'y applique des sangsues ; une seule application ne pourra suffire.*

Après avoir gardé le silence un instant, elle me dit : *Maintenant je vois parfaitement dans quel état est votre poitrine et ce qu'il faut encore faire. — Vous allez beaucoup mieux.* — C'est vrai. — *Vous avez pris un bain après avoir été magnétisé ; — vous vous y êtes mis à dix heures.* (Tout cela est très-exact). — *Il faudra faire aujourd'hui ce que vous avez fait hier, et dormir long-temps ; vous boirez dans votre bain deux verres d'eau magnétisée avec l'intention de faire cesser la douleur que vous éprouvez à la poitrine.*

Sept heures. Comment allez-vous ? — *J'ai froid ; il faut qu'on me fasse du feu.*

Je vais vous éveiller ? — *Oui.* — Je l'éveille, les paupières sont *collées*. Je suis obligé de faire des passes transversales.

Dix-septième séance. 2 août. — J'arrive à deux heures et quart, la malade, me dit M. de T***, est prise d'aphonie depuis trois quarts d'heure.

Je la magnétise à deux heures et demie ; elle est très-calme jusqu'à trois heures dix minutes, mais dans ce moment elle se donne avec violence un coup de poing sur l'aîne gauche ; elle est extrêmement agitée. — La magnétisation parvient cependant à la calmer.

Trois heures 35 minutes. Comment vous trouvez-vous ? — *Pas mal ; mais je dors moins bien qu'hier ; je souffre beaucoup de l'aîne gauche ; — je me suis tenue debout trop long-temps ce matin. — Savez-vous bien que j'ai eu une longue conversation avec vous tout à l'heure, elle a duré jusqu'à trois heures,* (je ne lui avais cependant rien dit), *mais je n'en ai plus qu'un souvenir très-confus. — Je ne souffre plus tant de l'aîne gauche depuis que vous y avez fait des passes. — Hier soir, on vous a magnétisé un peu avant neuf heures ;* — c'est très-vrai, — *je l'ai fort bien senti ; je me suis encore endormie en même temps que vous. — C'est un Monsieur qui vous a magnétisé, il est toujours vêtu de noir, il a plus de cinquante ans.* — C'est vrai. — *Vous allez bien ?* — Je vais mieux qu'hier. — *Faites-vous encore magnétiser aujourd'hui. — Ne prenez plus de bain,... mais continuez la friction d'éther sur la poitrine ; demain ce ne sera plus nécessaire.*

Vous n'avez pas si bien dormi aujourd'hui qu'hier. — Vous avez raison, moins bien et moins long-temps ; — pourquoi? — *Parce que vous allez mieux; le magnétisme alors agit moins sur vous.*

La personne qui me magnétise a-t-elle sur moi beaucoup de pouvoir? — *Oui, mais beaucoup moins que vous n'en avez sur moi, — cela se conçoit; il y a de la différence entre votre état et le mien.* (Elle sourit.)

Comment avez-vous passé la soirée hier? — *J'ai perdu la parole à neuf heures, au lieu de huit, et je l'ai recouvrée à minuit moins le quart; je l'avais en m'éveillant. — Aujourd'hui, je l'ai perdue à onze heures du matin.* — Comment va l'estomac? — *J'y ai eu mal ce matin. J'ai mangé un abricot qui ne m'a pas réussi.* — N'en mangez plus. — *J'ai le pied droit engourdi.* — J'y fais des passes, et l'engourdissement ne tarde pas à cesser.

Ce matin, j'ai mangé une laitue au jus; ce soir, je mangerai des choux-fleurs.

A quelle heure vous appliquerez-vous des sangsues demain? — *A quatre heures du matin.*

Avez-vous bu de l'eau magnétisée à vos repas, et vous en êtes-vous bien trouvée? — *Fort bien.* — Je vous en magnétiserai encore? — *Oui.*

Quatre heures douze minutes; la malade est prise d'aphonie; la voix lui revient après un quart d'heure de magnétisation au devant du cou et du sternum.

Le flacon d'éther m'a fait du bien à la poitrine; il m'a réchauffée. — Je boirai mon eau de groseille après mon réveil. — Hier soir, ayant perdu la voix, je me suis appliqué le flacon magnétisé au devant du cou, il me l'a rendue au bout d'un demi-quart d'heure. — Je n'aurai pas de faiblesse après mon réveil, mais je serai très-agitée.

J'éveille la malade à quatre heures et demie.

Cinq heures moins douze minutes; il y a beaucoup d'agitation, mais pas de syncope.

Six heures; Mlle Valérie éprouve de l'engourdissement dans tout le côté droit du corps; je lui fais des passes à grand courant qui la soulagent beaucoup; l'engourdissement cesse et elle tombe en somnambulisme.

Vers le milieu de septembre, il me faudra une application de sangsues sur l'aîne gauche. — C'est véritablement une poche de sang que j'ai là; — il s'y amasse depuis six ans.

Le magnétisme contribuera puissamment à faire reprendre son cours à tout mon sang, mais ce ne sera pas sans peine; on a attendu si long-temps! Je serais morte cette année, si on avait plus tardé. — *Oh oui, le magnétisme convient parfaitement pour rétablir la circulation! J'ai partout du sang en trop grande quantité; — il se porte violemment à la tête, aussi les bains de pieds ne me valent rien; ils ne pourraient encore le faire descendre jusqu'aux pieds, et ne feraient que l'attirer là* (elle indique les parties sexuelles); *oh que de sang! il est brûlant!*

Mon estomac digère mal, il ne lui faut rien de

trop froid, rien d'échauffant non plus, — un régime doux; — ce qui est froid n'est pas digéré du tout; — ce qui est échauffant l'est mieux, plus vîte, mais ensuite viennent les douleurs!

Je vais vous faire un aveu; j'ai bu un jour trois verres de vinaigre pour empêcher que je ne prisse trop d'embonpoint; il y a déjà quelque temps de cela, mais mon pauvre estomac en souffre encore. — Oh! oui, le sang se porte violemment à ma tête, au côté droit du front surtout; j'en ai beaucoup trop aussi aux reins, il faudra m'y appliquer des sangsues avant le milieu de septembre; elles seront placées de chaque côté de l'échine; — moitié de chaque côté. — J'ai la ceinture bien faible, il faut que je m'y fasse chaque soir, au moment de me coucher, une friction d'un quart d'heure avec de l'éther magnétisé.

Mon ventre est comme un lac de sang, et on ne voulait pas m'en tirer!

Sept heures moins dix-huit minutes. — *Je vais mieux; éveillez-moi.* — Ses paupières sont *collées.*

Dix-huitième séance. 3 août. — Je magnétise la malade à deux heures et demie; elle ne tarde pas à tomber en somnambulisme.

Quatre heures moins vingt-cinq minutes. — *Mon sang coule encore; la bande que j'avais mise ce matin sur l'endroit où les sangsues ont été appliquées* (le flanc droit), *s'est desserrée, cela m'occasion-*

nera plusieurs faiblesses. — *Le sang a coulé énormément,* — *jamais les sangsues n'ont si bien pris.*

C'est toujours samedi prochain que je dois m'appliquer douze sangsues tout à fait au bas-ventre (à la vulve); — *le sang coulera pendant cinq heures.*

Vous avez encore été magnétisé hier soir, mais vous avez fort peu dormi. — C'est vrai, et pourquoi? — *Parce que vous allez bien, et que vous n'avez plus besoin d'être magnétisé.* — *J'ai le pied gauche engourdi,* (le mien l'est aussi, il l'a été assez longtemps ce matin) — *mais le vôtre ne l'est-il pas aussi?* (elle le touche) — *mais oui; ne l'a-t-il pas été déjà dans la matinée?* — Oui. — *Voilà donc pourquoi j'ai éprouvé ce matin de l'engourdissement du même côté.*

Je souffre à l'endroit des sangsues; il y a trois piqûres qui donnent encore un peu. — *Il me faudra aussi quatorze sangsues près du nombril* (1). — Quel jour? — *Je ne puis encore le dire.*

Ce matin, j'ai mangé une laitue, ce soir on me donnera des olives au jus.

---

(1) Il est à remarquer que la malade ne s'est, le plus souvent, prescrit une nouvelle émission sanguine que le jour même d'une application de sangsues ou d'une saignée, et ces sangsues qu'elle s'appliquait elle-même pour s'épargner la douloureuse sensation que lui faisait éprouver, souvent encore à l'état de veille, toute autre main que la mienne; ces sangsues, dis-je, elle les avait cependant en horreur, elle ne pouvait les toucher avant d'être somnambule.

Je veux ôter la bande qui est sur les piqûres. — Ne le faites pas, le sang coulerait de nouveau, et vous pourriez vous en mal trouver. — *Je le veux.* — Je vous le défends. — (La malade est de fort mauvaise humeur, elle me boude). Le flacon et l'eau magnétisés vous ont-ils fait autant de bien que je l'avais voulu? — *Oui*, (très-sèchement).

Elle souffre de la poitrine, s'y donne des coups; je veux y faire des passes, elle s'y oppose, mais elle ne tarde pas à m'en demander; elle se calme.

Je l'éveille à quatre heures et demie; ses paupières sont *collées*. Je fais des passes transversales devant les yeux.

Cinq heures moins cinq minutes. La malade a une syncope suivie d'agitation; je l'engage à se placer sur la causeuse, et je la mets en somnambulisme sans avoir recours aux passes, mais en lui tenant la main.

Elle me demande à dormir jusqu'à six heures.

Hier soir, vous êtes-vous fait des frictions sur les reins avec de l'éther magnétisé? — *Certainement, et j'en ferai encore aujourd'hui.*

Je l'éveille à six heures, les paupières sont *collées*, je fais des passes transversales. La malade étant habituellement constipée, et ayant les lavements en horreur, je lui magnétise de l'eau de groseille en voulant *mentalement* qu'elle ait une propriété laxative.

Dix-neuvième séance. 4 août. — M. de T*** m'attendait à ma descente de voiture: « Vous n'avez

» pas réussi en donnant une propriété purgative à
» l'eau que devait boire ma fille ; elle s'en est fort
» mal trouvée ; cela lui a mis l'estomac en feu ;
» elle a cependant eu plusieurs selles, mais elle a
» horriblement souffert. Je savais très-bien, m'a-t-
» elle dit, que M. de Résimont avait voulu que
» cette eau fût purgative, je l'avais très-bien senti
» avant de la boire ; et je savais aussi que je m'en
» trouverais mal ; mais je l'ai bue parce qu'il *l'avait*
» *voulu* ; — il a eu bien tort d'agir sans me con-
» sulter : mon estomac est encore trop malade pour
» supporter un purgatif. »

Deux heures et demie. Je trouve en effet la malade très-souffrante ; elle a de la fièvre ; je lui exprime tout le regret que j'ai d'avoir commis une pareille imprudence, et la prie de vouloir bien m'excuser en faveur de ma bonne intention ; elle me reçoit on ne saurait mieux.

Je la mets en somnambulisme.

Trois heures et demie. Je reviens sur la malencontreuse eau de groseille : « *N'en parlons plus*, me dit avec bonté Mlle Valérie, *mais à l'avenir soyez prudent.* »

Si je voulais que l'eau que je vous magnétiserai aujourd'hui vous fît autant de bien que celle-là vous a fait de mal, l'obtiendrais-je ? — *Certainement.* — *Hier soir, pendant que je souffrais de l'estomac, j'ai touché mon flacon magnétisé, et il m'a endor-*

mie, mais le soulagement qu'il m'a procuré n'a pas été long. — Je suis bien en ce moment.

Pourriez-vous me dire, Mademoiselle, comment j'ai passé la nuit? Après un instant de silence pendant lequel elle semble chercher, Mlle Valérie me répond : « *Vous l'avez fort mal passée; vous avez beaucoup souffert de l'estomac et vous en souffrez encore; — vous avez mangé hier quelque chose qui ne vous convient pas, c'est une viande noire, j'en suis sûre.* — Vous avez raison, c'est du lièvre. — *Le lièvre ne vous convient pas, — hier, il vous convenait moins que jamais; votre estomac était fort mal disposé. — Vous avez bu du vin blanc aussi?* — C'est vrai. — *Cela ne vous vaut rien non plus.* — Je crois que vous avez raison. — *Ce n'est pas moi qui vous ai communiqué ce mal.* — Non, certes, ce n'est pas vous, ne vous en défendez pas; je souffre de l'estomac depuis très-long-temps; la douleur que j'éprouve n'est pas constante, elle est provoquée par certains aliments, et puisque vous avez si bien vu ce que j'ai éprouvé cette nuit, seriez-vous assez bonne pour m'indiquer le régime alimentaire qui me convient le mieux? — *Je le puis très-facilement, et je le ferai avec grand plaisir.* — Après avoir cherché un instant, elle me dit : *Votre poitrine est parfaite, tous vos organes sont en bon état, mais votre estomac a besoin de grands ménagements; — si vous le voulez, il pourra se remettre fort bien. — Je commencerai par vous demander si vous ne souffrez pas davantage quand vous avez mangé du veau?* — C'est très-vrai; — *et pourtant vous en mangez parce que vous croyez avec beaucoup de personnes, avec presque tous les médecins, que c'est une viande légère qui convient à un estomac délicat; vous ne l'aimez cependant pas?* — Non, pas le moins du monde, et souvent il m'arrive de ne pouvoir manger tout ce qui m'est servi, les derniers morceaux ne peuvent passer. (Elle rit beaucoup.) — *Savez-vous bien que cette répugnance est instinctive; à l'avenir ne soyez plus sourd à sa voix.* — *Voici ce qui vous convient le mieux: un régime très-doux, pas de bouillon maigre ou fort peu, pas de légumes au maigre; du bœuf en petite quantité, souvent du mouton, il vous convient et vous l'aimez beaucoup;* — c'est vrai; — *des œufs, des pommes de terre, du poisson d'eau douce, des grenouilles, du poulet, pas de viande noire, pas de salaisons, pas d'épices, pas de gibier, peu de laitage; pas de lait pur surtout; vous mangez assez souvent du cresson.* — C'est vrai. — *O! qu'il vous est contraire, comme il irrite votre estomac!* — *Je le sens très-bien.* — Vous avez raison, je souffre davantage quand j'en ai mangé, et cependant je n'en mange jamais que fort peu à la fois et rarement. — *Les vins blancs vous sont très-nuisibles, le vin de Champagne surtout.* — C'est très-juste, je m'en suis presque toujours mal trouvé, aussi y ai-je presqu'entièrement renoncé.

— *Il faut y renoncer entièrement; ne prenez jamais que du vin rouge léger, du moins jusqu'à ce que vous alliez bien, et mettez-y beaucoup d'eau; — pas de café noir, pas de liqueurs, pas de thé; — il vous arrive quelquefois de prendre du thé quand vous digérez mal,* (c'est vrai) *et vous souffrez davantage après.* — Vous avez raison.

Suivez ce régime, je vous y engage. — Je l'ai suivi, et il m'a parfaitement réussi. J'ajouterai qu'une autre somnambule m'a donné les mêmes conseils, elle s'est, pour tout ce qui me concernait, exactement rencontrée avec Mlle Valérie. — *Ce soir, mangez fort peu, pas de viande, — prenez un bain à 28°, dormez beaucoup, cela vous calme bien de dormir beaucoup; faites-vous magnétiser à grand courant pendant une demi-heure; dites à la personne qui vous magnétisera d'appliquer plusieurs fois sa main sur le creux de votre estomac. — Vous souffrez un peu de la tête aussi?* — C'est vrai. — *Soignez-vous, et tout cela cessera bientôt.*

Maintenant, Mademoiselle, revenons à vous;.... après un instant de silence: Sentez-vous l'effet de ma volonté? — *Oui, et je m'en trouve bien. — Vous voulez que le mal que m'a fait l'eau purgative cesse le plus tôt possible.* — C'est très-juste, vous avez parfaitement *senti.* — *J'ai eu bien mal ce matin, j'ai eu trois faiblesses, j'ai beaucoup souffert de l'estomac, du ventre et des flancs, — vous savez pourquoi, — mais c'est aussi parce qu'on m'a mis un corset; je ne l'ai pas gardé longtemps; quand je l'ai ôté, j'avais le flanc droit extrêmement enflé. — A mon déjeûner, j'ai mangé une laitue pour ainsi dire accommodée à l'eau; ce soir, des choux-fleurs à la même sauce; demain, des légumes au bouillon, mais plus au jus, l'eau purgative d'hier m'a fait trop de mal.*

Comment serez-vous à votre réveil? — *Très-bien pendant un quart d'heure, puis j'aurai une faiblesse et je souffrirai beaucoup de l'estomac.*

Oh quelle lumière! elle me fatigue. — La malade place ma main sur ses yeux...... *mais votre main la rend plus vive encore.* — Placez alors, lui dis-je, votre figure sur cet oreiller..... — *Ah! maintenant je la vois un peu moins.*

J'aurai mal à l'estomac à cinq heures moins le quart, parce que je n'ai pas assez dormi. — J'ai passé une fort mauvaise nuit, d'autant plus mauvaise, que vous avez vous-même beaucoup souffert. — Depuis que vous me magnétisez, je vous vois chaque nuit en dormant; — de plus, je souffre toutes les fois que vous souffrez; — heureusement pour vous et pour moi, cela n'arrive que bien rarement. — Il faut absolument que vous preniez un bain ce soir.

Quatre heures et demie. J'éveille la malade; ses paupières sont collées.

Cinq heures moins le quart. — Syncope suivie

de beaucoup d'agitation; je la magnétise, elle ne tarde pas à tomber en somnambulisme.

Le temps est orageux; il fait un vent de sud-ouest assez violent; aussi la malade continue-t-elle à être très-agitée; la magnétisation parvient cependant à la calmer.

Après avoir gardé le silence un instant, elle me dit : — *Je viens encore de m'occuper de votre estomac : — les acides ne lui conviennent pas du tout; mangez fort peu de groseilles et de cerises aigres; ne prenez ni sirop de groseille ni limonade; le lait d'amande vous fera du bien, — buvez-en ce soir.*

Cinq heures et quart. — La malade vient de boire de l'eau que j'ai magnétisée avec l'intention qu'elle lui fît autant de bien que l'eau purgative lui avait fait de mal; elle s'en trouve déjà parfaitement; elle désire en boire encore à son réveil.

Cinq heures et demie. — *Il ne me faut plus de sirop de groseille, quoique je le prenne très-étendu d'eau et magnétisé, il est encore trop acide pour mon pauvre estomac; le sirop d'orgeat me convient beaucoup mieux.*

Tout-à-coup la malade s'écrie avec effroi : *Dieu! quelle désolation, je vois déjà le sang qui revient avec violence dans mon côté droit* (le flanc droit), — *que cela me fait mal! J'ai mis des pepins de concombre sur les piqûres des sangsues, cela m'a un peu soulagée, mais le sang, le sang!* — Combien de temps voulez-vous dormir encore? (il est six heures moins douze minutes) *Jusqu'à six heures.* — *Il faut vouloir que le flacon magnétisé m'endorme quand je le toucherai.*

Six heures : j'éveille la malade, ses paupières sont *collées* ; je fais des passes transversales de chaque côté des yeux.

Mlle Valérie voit un pot d'œillets rouges en traversant le corridor, à l'instant même elle est catalepsiée ; l'extase dure quelques minutes. Le rouge a, pendant long-temps, produit cet effet sur elle.

Vingtième séance. 5 août. — J'arrive à deux heures et quart ; il y a aphonie chez la malade depuis environ trois quarts d'heure. Je la magnétise à deux heures et demie. — On fait beaucoup de bruit dans la maison, aussi est-elle très-agitée.

Trois heures. La malade se calme ; elle parle bas et seule, ce qui lui est déjà souvent arrivé ; il m'est impossible de saisir une de ses paroles.

Trois heures et demie. — *Hier, à neuf heures du soir, je souffrais beaucoup, j'ai pris mon flacon, il m'a fait dormir pendant une heure, mais à mon réveil, j'ai eu très-mal, et aujourd'hui j'ai passé le reste de la nuit dans l'agitation et l'insomnie.* — Alors, en le magnétisant, je voudrai qu'il vous endorme sans que vous souffriez à votre réveil. — *Vous ferez très-bien. — Que le bruit m'a fait de mal au commencement de la séance! — Demain, dès que vous me magnétiserez, veuillez qu'il ne m'impressionne pas autant.*

L'eau que vous m'avez magnétisée hier était excellente. — Je voudrai que celle d'aujourd'hui soit aussi bonne.

J'ai toujours bien mal à l'estomac. — J'ai mangé ce matin une laitue cuite au bouillon étendu de beaucoup d'eau; ce soir on me donnera des olives à la même sauce.

Depuis quelques jours je sentais que le jus m'irritait l'estomac. — Ainsi, la malencontreuse eau laxative n'en est pas la seule cause? — *Non, certes. — Je ne veux plus de sirop de groseille, l'orgeat me convient beaucoup mieux.*

Je dois vous dire que mon sommeil naturel est presque toujours douloureux : j'ai la poitrine très-oppressée. — Et si je voulais que ce sommeil fût aussi bon que le magnétique? — *Vous ne l'obtiendriez pas. — J'ai très-froid aux pieds quand je dors naturellement.* — Si je vous magnétisais un cruchon d'eau avec l'intention qu'il réchauffât bien vos pieds? — *Maintenant, cela ne produirait pas grand effet, mon sang circule encore trop mal. — Vous n'avez pas été magnétisé hier?* — Non. — *Vous avez pris un bain, mais vous n'avez pas bu d'orgeat;* — c'est très-vrai, je l'ai complètement oublié. — *Cependant vous allez déjà mieux, le bain et le régime vous ont fait du bien.* — Oui, mon estomac est beaucoup moins irrité.

On m'a envoyé ce matin du sirop de calebasse *qu'on m'a, bien entendu, extrêmement vanté, mais inutilement, car je n'en boirai pas. — Je sais ce qu'il me faut, ainsi qu'on me laisse faire. — Que j'ai chaud dans ce moment! — J'ai beaucoup de sang au-dessus de l'œil droit; je souffre de la tête; — me magnétiser et me tirer du sang en temps opportun, voilà surtout ce qui m'est nécessaire pour guérir. — J'ai rarement des maux de tête, mais ils sont extrêmement violents.* — Ma volonté pourrait-elle hâter votre guérison? — *Non, le magnétisme seul ne peut suffire; j'ai du sang en trop dans beaucoup d'endroits, il faut me l'enlever.*

Quatre heures et demie. J'éveille la malade.

Cinq heures moins douze minutes. Elle a une syncope à laquelle succède beaucoup d'agitation; je la magnétise, elle ne se calme qu'à six heures, mais elle est oppressée, elle manque d'air; j'ouvre la porte et les fenêtres. — Quelle est la cause de cette agitation? — *Le bruit qu'on a fait au commencement de la séance de deux heures et demie.*

Six heures vingt-cinq minutes. — *Je voudrais boire.... que cette eau est bonne! comme elle me rafraîchit l'estomac! — Hier, j'en ai bu plusieurs verres de suite; — il faudra demain m'en magnétiser deux carafes. — Quelle différence entre cette eau et celle d'avant-hier :* (la malade veut parler de l'eau rendue laxative par ma volonté) *elle était chaude, elle me brûlait.* — *Vous souffrez de la tête?* — Oui, un peu; pourriez-vous me dire à quel endroit j'ai surtout mal? — *C'est au côté gauche du front.* — C'est très-vrai. — *N'oubliez pas de boire de l'orgeat.*

Six heures sonnent, les paupières de la malade ne sont pas collées, aussi je l'éveille très-facilement, sans passes transversales. Elle est très-calme.

Je magnétise le flacon et l'eau avant de me retirer.

Vingt-unième séance. 6 août. — Deux heures et demie. Prévenu par M. de T*** que la menstruation s'est déclarée hier soir, chez la malade, je lui demande si je dois la magnétiser comme je l'ai fait jusqu'ici. — *Certainement*, me répond-elle.

Après un quart d'heure de magnétisation elle me dit qu'elle a très-mal, qu'elle a passé une fort mauvaise nuit, que le flacon magnétisé a produit fort peu d'effet. — Pourquoi? — *Parce qu'il devait en être ainsi.* — Est-ce que l'époque est arrivée? — *Oui.* — Vous auriez dû me le dire; — comment faut-il faire les passes? — *Du bas-ventre aux pieds; — cela s'est arrêté ce matin, parce que j'ai bu deux verres d'eau très-froide et non magnétisée.* — Je veux que l'eau que je vous magnétiserai fasse bien aller la menstruation; — *vous l'obtiendrez, et d'ailleurs, comme je vous l'ai dit, le magnétisme est excellent pour cela.*

Je souffre là depuis l'âge de quatorze ans; (la malade indique la région splénique). — *J'y vois énormément de sang.* — *Ce soir, j'aurai beaucoup de faiblesses.* — Ne feriez-vous pas très-bien de vous appliquer, en vous couchant, un cataplasme de farine de lin sur le bas-ventre, et de l'y laisser tant qu'il sera chaud? — *Certainement.* —

Le bruit me fait moins mal qu'hier, parce que vous l'avez voulu. (En effet je le voulais depuis le commencement de la séance.)

On m'a contrariée ce matin, cela n'a pas mal contribué à les faire arrêter (les règles). — Sentez-vous de la chaleur dans cet endroit maintenant? — *J'y ai moins froid depuis que vous me magnétisez, — le sang commence à y revenir.*

Pourquoi, au commencement de la séance, m'avez-vous laissé faire des passes comme les jours précédents? — *Je n'osais pas vous en parler à l'état de veille, puis je ne voulais pas que maman le sut. — J'espère bien que papa ne le dira pas; — on viendrait me demander comment je vais, et cela me contrarie, — cela me fait mal* (1). — Si, en mon absence, la menstruation vient à s'arrêter, le flacon magnétisé pourra-t-il la rétablir? — *Oui, en me l'appliquant sur le bas-ventre.*

---

(1) Je donne des soins à un malade atteint d'une affection nerveuse très-grave, et qui, bien que doué de la plus haute raison, du jugement le plus droit, bien qu'il y ait chez lui beaucoup de courage, de résignation, entre, par fois, dans un état qui approche de la colère, souffre horriblement lorsque ceux qui s'intéressent le plus à lui viennent à lui parler de son mal.

Savez-vous ce qu'on me faisait prendre à Luxeuil quand j'étais à mon époque? On me faisait prendre de la glace et manger des glaces. — Oh! j'ai été bien soignée à Luxeuil.... Et puis on croyait qu'une boîte de pilules composées d'assa fœtida, de castoréum, etc.; réparerait toutes ces imprudences; toujours de l'eau à la glace, de l'eau de groseille à la glace. — Comment, même à cette époque? — *Certainement. — On prétendait que je n'avais plus que fort peu de sang, qu'il manquait de fibrine, et que je devais en perdre le moins possible. On me faisait prendre un bain à dix-huit degrés la veille et les jours précédents; — mais, je dois le dire, si j'ai été si mal traitée, maman en a bien été un peu cause: — le jour de notre arrivée à Luxeuil, elle persuada à M. R***, le médecin des eaux, que je n'avais pas une goutte de sang de trop, parce qu'il m'arrivait souvent d'en perdre beaucoup par le nez, et que, chaque fois, j'étais toujours plus mal.... et me laisser pendant dix mois pour ainsi dire sans menstruation!*

A chaque époque, mon sang n'ayant plus son cours naturel, se portait violemment à la tête; — j'en perdais par le nez pendant quatre et cinq heures de suite; j'avais toujours envie de dormir, mes yeux étaient rouges de sang (maintenant encore ils ont souvent cette coloration, surtout à l'approche d'une époque), *mais il est évident que je ne saignais au nez que parce que le sang se portait à la tête, et c'est aussi à cause de cela que j'étais si mal; il fallait donc l'en détourner, lui faire reprendre son cours en m'appliquant des sangsues au bas-ventre* (elle indique la région génitale).

Pourriez-vous me dire la cause de ce dérangement dans la menstruation? — *Je venais d'entrer au couvent: le changement de vie, de régime, d'habitudes, la privation d'exercice surtout, et aussi l'ennui.*

J'en veux beaucoup au médecin qui me soignait quand j'étais au couvent: — un jour il me trouva la figure violette, les yeux tout rouges, tout remplis de sang; — il me demanda si j'avais mal à la tête, j'avais presque envie de lui répondre: au contraire..... *Il est parti sans rien me prescrire, si ce n'est une tisane insignifiante.*

Que vous avez bien fait de proposer le magnétisme, JE VOUS EN AURAI UNE ÉTERNELLE RECONNAISSANCE!!

Croyez-vous, Mademoiselle, que le magnétisme, en éclairant la médecine, lui donnera plus de puissance, plus de crédit? — *Certainement, mais il faudra beaucoup de temps encore, car il y a bien des incrédules à convaincre.* — Quelle est la cause de cette incrédulité? — *Elle n'est pas la même chez tous; on convaincra aisément ceux qui sont de bonne foi, mais les entêtés verront les faits et nieront encore. — Il faut aussi classer parmi les incrédules ceux qui voudront comprendre et qui ne croiront qu'après avoir compris.... et expliqué, et enfin* (elle sourit malicieusement) *ceux qui sont intéressés à ne pas croire;* — *et cependant il serait bien à désirer que le magnétisme fût exercé par des médecins* — *et par des médecins seulement.*

J'ai froid; — *j'ai commis une imprudence ce matin, je suis restée assez long-temps le ventre appuyé sur la tablette d'une fenêtre.* — Vous me promettez de ne pas recommencer, n'est-ce pas, maintenant surtout, cela pourrait vous faire beaucoup de mal. Elle hésite (elle était parfois assez rebelle), enfin elle me le promet. Je veux qu'elle se rappelle sa promesse à l'état de la veille.

L'eau d'hier m'a fait infiniment de bien, elle est excellente, elle a une si bonne chaleur. — Comment elle est chaude? — *Mais certainement, vous avez voulu qu'elle fît circuler mon sang, qu'elle fît bien aller mes règles* (1), *elle ne pourrait produire cet effet si elle restait froide.*

On m'a encore contrariée ce matin, et j'en ai beaucoup souffert; — *c'est qu'aussi je suis si nerveuse!* — *J'étais au lit, je venais de boire un verre d'eau magnétisée, j'avais bien chaud, mes règles allaient bien: bonne maman m'a fait demander comment je me trouvais; à l'instant j'ai eu froid aux pieds et au ventre, cela s'est arrêté, et j'ai senti mon sang se porter avec violence à la tête,*

---

(1) Jamais la malade, à l'état de veille, n'a prononcé ce mot devant moi.

au cœur, à la rate, à l'estomac et au flanc droit; en un mot, partout où je souffre. — Voilà, convenez-en, un bien petit sujet de contrariété. — *C'est possible, — mais c'est qu'aussi elle dit à toute la terre que je suis malade.... et cela me déplait on ne saurait plus.*

Maman me disait un jour qu'une maladie nerveuse nuisait à la réputation d'une jeune personne; cela peut lui nuire, c'est très-vrai, mais à sa réputation, pas le moins du monde. — Elle craignait aussi que je ne devinsse folle, et plusieurs fois elle m'a fait part de ses craintes!

Avant même que je n'eusse des crises, il arrivait souvent que personne ne pouvait me toucher, sans me faire très-mal. — A quoi cela tenait-il? — *C'était nerveux, je ne puis rien vous dire de plus. — On avait bien tort de me tenir quand j'avais une crise, cela la prolongeait et je souffrais davantage, — mais on croyait bien faire.*

Il ne faut jamais tenir une personne qui a une crise (1), *il faut prendre les précautions nécessaires pour qu'elle ne se blesse pas, et la laisser se*

---

(1) Une autre somnambule m'en a dit tout autant. J'ajouterai aussi qu'un épileptique ayant, pendant que je le magnétisais, une crise des plus violentes qu'il m'avait annoncée, quoiqu'il ne fût pas en somnambulisme, et dont il se trouva parfaitement, *me pria de l'étendre sur le planchier et de le laisser gesticuler à son aise.*

débattre, cela finit plus vîte et elle souffre moins.

Quatre heures et demie sonnent; j'éveille la malade, ses paupières sont collées, je fais des passes devant les yeux; « *vous me faites mal* », s'écrie-t-elle; en même temps elle me saisit la main et ouvre les yeux à l'instant.

Cinq heures moins douze minutes. — Syncope suivie d'agitation; elle me dit qu'elle souffre beaucoup de la tête, que la menstruation s'est arrêtée. Au bout d'un quart d'heure il y a chez elle *somnambulisme profond;* la menstruation se rétablit, mais lentement, difficilement.

Il faudra du temps encore et beaucoup de soins pour que mon sang reprenne bien son cours; — le magnétisme et les émissions sanguines, sans cela on n'obtiendrait rien.

Quand vous magnétiserez mon flacon d'éther, *veuillez* en outre *qu'il fasse bien circuler mon sang. Le magnétisme agira sur toute la circulation, les émissions sanguines sur les amas de sang. — Je veux dormir jusqu'à six heures.*

Je vous l'ai déjà dit, je m'appliquerai samedi prochain douze sangsues qui produiront un excellent effet; — le sang coulera pendant cinq heures, à l'aide d'un cataplasme qui sera renouvelé d'heure en heure; — plus tard, il me faudra encore des sangsues. — Quel jour? — *Je vous le dirai samedi.* — Voulez-vous boire? — *Oui, — eh! mais, j'ai très-bien vu mon eau* (les yeux de la malade sont cependant fermés); — *elle est toujours chaude, délicieuse, — elle calme mes envies de vomir.* — *J'ai encore soif.* — Elle boit. — *Je souffre moins de la tête, — mais mes règles vont fort mal; — c'est à cause de cela que je me suis prescrit des sangsues pour la fin de mon époque, afin d'y suppléer. — Il y a si long-temps que la menstruation est dérangée.*

Vous avez pris un bain ce matin, et vous avez bu de l'orgeat. — C'est vrai. — *Aussi vous ne souffrez plus de l'estomac.* — Je ne le sens plus du tout. — *Très-bien, mais pas d'imprudence. — Il faudra que vous preniez un bain de temps à autre.*

Dix heures sonnent; les paupières de la malade sont collées. Ainsi qu'il a été convenu, je ne fais pas de passes transversales. — Eveillez-vous, lui dis-je; elle saisit ma main, et ouvre les yeux.

Je magnétise le flacon d'éther avec cette formule: je veux que ce flacon l'endorme (1) sans qu'elle souffre à son réveil, je veux aussi qu'il fasse très-bien circuler son sang.

Ainsi qu'elle me l'avait annoncé, la malade a plusieurs syncopes après son réveil.

Elle est près de moi pendant que je magnétise le flacon, elle tombe en somnambulisme, et me dit

---

(1) Ce flacon, magnétisé de la sorte, procurait à la malade un sommeil magnétique, mais elle n'était pas tout à fait en somnambulisme.

que le sang se porte à sa poitrine; « Un cataplasme sur le bas-ventre ne vous ferait-il pas du bien? » — *Certainement, je me l'appliquerai très-chaud, en me couchant, et j'aurai soin de l'enlever avant qu'il ne se refroidisse.*

Je l'éveille; elle boit et trouve toujours cette eau chaude et excellente.

Je me retire; la malade est très-calme. Je lui laisse deux carafes d'eau magnétisée avec l'intention qu'elle fasse bien circuler son sang.

Vingt-deuxième séance. 7 août. — Je commence la magnétisation par des passes à grand courant du bassin aux pieds. La malade ne tarde pas à tomber en somnambulisme : elle m'en demande avec contact sur les pieds, où elle a très-froid.

Hier, l'eau magnétisée m'a fait beaucoup de bien; — le flacon m'a endormie, et je n'ai pas souffert en m'éveillant. — Mes règles ont bien été cette nuit, mais elles se sont arrêtées ce matin; bientôt le magnétisme les forcera à revenir, je le sens; aussi j'ai mal au bas-ventre en ce moment. J'ai dormi, cette nuit, pendant quatre heures et d'un assez bon sommeil. — La menstruation n'a été cette fois-ci ni avancée ni reculée.

La malade a la respiration gênée; elle demande de l'air; elle éprouve une douloureuse sensation de brûlure au moment où son père passe près d'elle pour ouvrir une fenêtre, et, pour la faire cesser, je suis obligé d'appliquer mon bras sur son dos.

J'ai soif, magnétisez-moi de l'orgeat étendu d'eau. Au bout de cinq minutes : *elle est assez magnétisée.* La malade trouve cette eau tiède et excellente, elle lui fait le plus grand bien. *Maintenant*, me dit-elle, *cinq minutes suffiront pour magnétiser un verre d'eau, et dix pour une carafe. — J'ai vu le verre tout aussi bien qu'hier.*

*L'assa fœtida, le castoreum, la potion de M. M*** et autres médicaments semblables étaient inutiles, et m'ont fait très-mal à l'estomac.*

Je sens mon sang qui descend du foie et de la rate vers le bas-ventre, et arrivé là (elle indique la région génitale) *il s'arrête, — pas tout à fait en ce moment, mais il ne coule que bien doucement.*

On a cru jusqu'ici que ma maladie était entièrement nerveuse, on s'est trompé; certainement les nerfs y sont pour beaucoup, mais le sang! le sang!

Demain, dès le commencement de la séance, faites-moi des passes depuis le creux de l'estomac jusqu'aux aînes.

L'heure sonne, je l'éveille, les paupières sont *collées;* elle prend ma main, se l'applique sur l'épigastre, et ouvre les yeux.

La malade a une syncope à cinq heures moins douze minutes; je la mets en somnambulisme, elle me dit que la menstruation continue assez bien.

Je l'éveille à six heures moins vingt minutes.

Vingt-troisième séance. 8 août. — J'arrive à deux heures et quart, la malade est très-agitée, elle paraît souffrir beaucoup. Je la magnétise ainsi qu'il a été convenu ; elle ne tarde pas à tomber en somnambulisme.

Hier, mes règles ont bien été depuis votre départ jusqu'à minuit, puis elles se sont arrêtées. — Pourquoi? — *Parce que, ayant eu une crise une demi-heure après l'application d'un cataplasme sur le bas-ventre, j'ai oublié de l'ôter, et il s'est refroidi.* — Je veux que rien ne vous empêche de vous rappeler qu'il ne faut pas le laisser trop longtemps. — *A Luxeuil j'avais, à pareille époque, la figure très-rouge pendant mes crises, cela indiquait qu'il fallait me tirer du sang, et on ne m'en tirait pas! — Il ne m'aurait pas fallu de saignée, mais des sangsues. — J'ai mal là* (au cervelet.) — *Il y a là beaucoup de sang. — Je ne veux plus de cataplasme sur le bas-ventre, le soir, cela me fait du bien, mais cela m'ennuie.* — Puisque vous vous en trouvez bien, je veux que vous le continuiez (combat très-vif). — *J'ai froid aux pieds*, me dit brusquement la malade ; j'y fais des passes avec contact.

Il y a aphonie pour un instant. — *C'est vous qui en avez été cause*, me dit-elle, *vous m'avez contrariée, mes règles se sont arrêtées, et mon sang s'est porté à la gorge. — J'ai soif.* — (Elle boit.) — *J'ai à l'épaule un vilain clou qui me fait bien mal, il faut que j'y mette deux sangsues samedi, et un petit cataplasme ensuite.*

Ce matin, j'ai mangé une laitue au bouillon coupé d'eau; ce soir, je mangerai des choux-fleurs à la même sauce.

Il faudra, jusqu'à mardi prochain, me faire des passes depuis le creux de l'estomac jusqu'aux aînes. — Mes règles ne cesseront que mercredi. (Elles n'ont, en effet, cessé que ce jour-là).

Quatre heures et demie. J'éveille la malade, elle est calme.

Cinq heures moins dix minutes; syncope suivie de crise; la malade est très-agitée, sa figure est extrêmement colorée, elle a froid aux pieds; j'y fais des passes avec contact; ils se réchauffent, et bientôt son teint est beaucoup moins animé.

Elle ne tarde pas à tomber en somnambulisme.

L'application de quatorze sangsues au nombril sera faite jeudi prochain. — Il faut que je m'applique trois sangsues à la partie supérieure de chaque cuisse trois ou quatre jours après ma prochaine époque.

Pensant qu'une si petite application de sangsues devait plutôt attirer le sang vers l'utérus que le débarrasser de celui qui y serait en trop, « est-ce bien après, lui dis-je, avez-vous bien senti? » Après avoir réfléchi un instant: *Merci de votre observation, c'est avant*, me répond-elle, *c'est pour y attirer le sang des règles.*

Je crois que vers ce temps-là il faudra m'en appliquer sur le flanc gauche; j'en aurai besoin aussi au creux de l'estomac, mais avant tout cela, il m'en faudra aux reins, de chaque côté de l'échine. — Du reste, je reviendrai en temps et lieu sur chacune de ces applications.

Quand les quatorze sangsues que je dois me mettre au nombril seront tombées, je ferai couler le sang pendant six heures, mais pas plus.

Six heures et quart. J'éveille la malade, elle est calme ; je la laisse avec son père.

Ce jour-là, la voiture de M. de T*** m'attendait assez loin de la maison ; chemin faisant, je rencontrai Mme de St.-O*** et Mme de T*** avec un de leurs parents ; chacun s'empressa de me demander des nouvelles de la malade; on m'accabla de questions, on désira connaître le résultat de cette séance, et j'eus la faiblesse de lire mes notes malgré la recommandation très-expresse et souvent répétée de Mlle Valérie.

Quelle fut notre surprise à tous en voyant accourir M. de T*** qui venait de la part de la malade me prier de cesser : « Ma fille, me dit-il, a tout » entendu ; elle sait que vous avez lu vos notes, » elle me l'a dit à l'instant même ; elle souffre beau- » coup ; elle a une crise assez violente, venez la » calmer et faire votre paix avec elle, car elle est » très-irritée, je vous assure ».

Et cependant il était impossible qu'elle nous vît, qu'elle nous entendît de la chambre où elle était alors.

J'ajouterai que plusieurs fois encore, pressé par les vives instances que me faisaient sa mère ou sa grand'mère, il m'arriva de retomber dans la même faute, et que toujours mon indiscrétion, bien excusable du reste, eut le même résultat.

Vingt-quatrième séance. 9 août. — J'arrive à deux heures et quart; la malade est étendue sur son lit, elle dort d'un sommeil cataleptique; son pouls est faible, concentré, très-lent, sa figure a une expression de souffrance toute particulière; elle s'est éveillée dès que je lui ai touché le bras; ma présence paraît lui être très-agréable, lui faire beaucoup de bien.

Je la magnétise à deux heures et demie; elle est agitée, elle a froid aux pieds, j'y fais des passes; elle a mal à la tête, surtout à l'occiput, j'y applique la main, cette douleur se calme, et la malade tombe en somnambulisme.

Les quatorze sangsues qui devaient être appliquées jeudi prochain, le seront deux jours plus tôt, *du reste, rien de changé à cette prescription.*

Ainsi que je vous l'ai dit hier, il faudra que je m'en applique aussi sur les reins, mais je ne sais pas encore quel jour; il m'en faudra seize, huit de chaque côté de l'échine. — Après cette application viendra celle du creux de l'estomac qui sera de dix-huit. — Trois sangsues à la partie supérieure de chaque cuisse, trois ou quatre jours avant la prochaine époque; six au-dessous du sein gauche le même jour, ou plutôt dès que j'y ressentirai des douleurs plus aiguës. — N'oubliez pas demain de vous appliquer deux sangsues sur le clou que vous avez à l'épaule droite. — *Je ne l'oublierai pas. — Oh! j'ai bien mal aux gencives, surtout à droite, — mon cou est aussi très-enflé de ce côté-là.* (Il l'est en effet beaucoup).

Ce matin tout le côté droit de ma poitrine était d'une couleur noirâtre, tant le sang s'y portait. — Mes règles se sont arrêtées hier, après votre départ; ni le flacon, ni l'eau magnétisée, ni le cataplasme n'ont pu les rappeler; — l'eau n'a fait que calmer mes douleurs d'estomac. — Ah! je sens que mes règles sont revenues maintenant, parce que vous me magnétisez depuis quelque temps.

Quatre heures et demie. Eveillez-vous. — La malade place ma main sur son épigastre et ouvre les yeux.

Elle a une syncope à cinq heures moins cinq minutes, puis elle est un peu agitée, la menstruation vient de s'arrêter, je la rappelle en faisant des passes de l'épigastre au pubis.

La malade souffre de la tête : je promène ma main d'une tempe à l'autre en la passant sur l'occiput où je la tiens arrêtée assez long-temps. Cette douleur cesse bientôt.

Il y a de la catalepsie dans ma maladie; — vous l'avez déjà plusieurs fois observé. — Aujourd'hui, quand vous êtes venu, je dormais d'un sommeil ca-

taleptique; chose étrange! je vous voyais, je vous entendais, je voulais ouvrir les yeux et me lever, mais cela m'était impossible. — J'ai souvent des attaques de catalepsie, tantôt de l'extase, tantôt du sommeil; — sans vous elles seraient plus fréquentes et beaucoup plus longues. — Elles cessent dès que vous me touchez. — J'ai toujours eu les nerfs très-irritables, et cette irritabilité joue un très-grand rôle dans ma maladie, mais le sang y est pour beaucoup plus. — Le bruit m'a toujours fait du mal, mais surtout à l'époque de mes règles; aujourd'hui on en a fait énormément dans la maison.

J'éveille la malade à six heures, elle place ma main sur son front, et ouvre les yeux à l'instant (1).

Vingt-cinquième séance. 10 *août.* — J'arrive à deux heures vingt-cinq minutes. La malade est sur son lit, elle dort d'un sommeil très-agité, elle a le pouls dur et fréquent, la figure très-colorée, surtout le nez et les pommettes. Je la magnétise à deux heures et demie; un instant me suffit pour la mettre en somnambulisme.

Depuis hier, mes règles n'ont pas été beaucoup, aussi le sang se porte à ma tête et m'occasionne de l'accablement et de l'engourdissement; mes nerfs sont aussi très-irrités.

D'après la recommandation de la malade, je lui

(1) Pendant son époque menstruelle, la malade s'éveillait en s'appliquant ma main soit sur le front soit sur l'épigastre.

applique une main sur le front, et, de l'autre, je lui fais des passes depuis l'épigastre jusqu'au pubis. — La menstruation se rétablit à quatre heures moins dix minutes.

Je l'éveille à quatre heures et demie ; ses paupières sont *collées ;* elle place ma main sur son front où elle souffre beaucoup, et ouvre les yeux à l'instant.

Syncope suivie de crise à cinq heures moins trois minutes ; la malade est peu agitée ; je la mets facilement en somnambulisme. Elle souffre encore beaucoup de la tête, j'y fais des passes avec contact : la douleur se calme.

La menstruation s'était arrêtée pendant la syncope, elle se rétablit, mais faiblement, après une demi-heure de magnétisation. Elle s'arrête de nouveau à six heures moins vingt minutes. Je tâche de donner plus de force à mon action magnétique, à ma volonté, et bientôt la malade m'annonce que ses règles ont reparu, et plus abondamment qu'avant qu'elles ne cessassent.

J'ai fait ce que vous m'avez recommandé hier à mon réveil (1) *: je me suis appliqué, ce matin, douze sangsues au bas-ventre* (à la vulve) ; *elles*

(1) Ainsi que je l'ai déjà dit, la malade était constamment dans un état magnétique ; cependant elle oubliait presque toujours, à son réveil, les prescriptions qu'elle s'était faites en somnambulisme, et j'étais obligé de les lui rappeler. Elle ne s'y soumettait pas toujours facilement.

ont bien pris, mais je n'ai pas perdu assez de sang; — le magnétisme y suppléera.

Six heures moins dix minutes. La malade est calme; la menstruation continue à se faire assez bien.

Six heures. *Eveillez-moi.* — Ses paupières sont *collées;* elle applique ma main sur son front, et ouvre les yeux à l'instant.

Je me retire après lui avoir magnétisé de l'orgeat, de l'eau et un flacon d'éther.

Vingt-sixième séance. 11 *août.* — Je magnétise la malade à deux heures et demie. Elle est bientôt en somnambulisme.

Hier soir, ayant très-mal à la tête, je me suis mise à la fenêtre, et j'y suis restée jusqu'à onze heures, j'ai eu froid, mes règles se sont arrêtées. — Ce matin, à trois heures, je me suis éveillée avec de violentes coliques, parce que mes règles n'avaient pas été du tout pendant mon sommeil, et j'en ai souffert jusqu'à présent. Maintenant j'ai mal aux gencives et à la tête. — Un instant de magnétisation calme ces douleurs, et rétablit la menstruation.

Je donne à la malade de l'eau magnétisée avec l'intention qu'elle fasse cesser ses coliques; elle la trouve *chaude, délicieuse,* et bientôt les coliques cessent entièrement.

Je continue à magnétiser Mlle Valérie. *Je sens,* me dit-elle, *que mon sang suit vos doigts.*

Des personnes qui passent dans le corridor lui font éprouver une douloureuse sensation de brûlure que je fais cesser à l'instant en lui appliquant un de mes bras sur le dos.

Trois heures trente-cinq minutes. *Je vois une lumière bien vive, elle me fatigue; elle serait bien plus vive encore si je ne souffrais pas en ce moment.*

Quatre heures moins vingt minutes. Voyez-vous toujours cette lumière? — *Non.* — La menstruation continue-t-elle? — *Oui.* — Vous n'avez toujours plus de coliques? — *L'eau magnétisée m'en avait debarrassée, mais les voilà qui me reprennent.* De l'eau magnétisée les fait cesser de nouveau.

La malade est calme; elle revient sur les différentes applications de sangsues qu'elle s'est déjà faites. J'examine sa langue: l'enduit jaunâtre a un peu diminué, mais elle est encore pointillée de rouge, elle a toujours de la tendance à se sécher.

Quatre heures et demie. La menstruation continue; la malade se trouve bien, je l'éveille; ses paupières sont *collées*, je place ma main sur son front, elle ouvre les yeux à l'instant.

Cinq heures. La malade a une syncope et une crise qu'elle m'avait annoncées, je lui applique ma main sur l'épigastre, elle se calme; je fais des passes depuis l'épigastre jusqu'au pubis, et la menstruation, que la crise avait arrêtée, ne tarde pas à reparaître.

Vous croyiez, n'est-ce pas, au commencement du traitement par le magnétisme, qu'il faudrait moins de temps pour me guérir, et je le pensais aussi; mais ma maladie a été si mal comprise, si mal soignée, puis il y a si longtemps que je suis mal réglée, — je l'étais bien cependant avant ce dérangement dont je vous ai parlé (voyez page 116). — *J'ai commis, il est vrai, plusieurs imprudences, étant au couvent : fatiguée d'avoir mes règles trop longtemps, et elles ne duraient si longtemps que parce qu'elles allaient fort mal, que parce qu'elles s'arrêtaient souvent, il m'est arrivé de plonger mes pieds dans de l'eau très-froide, de me mettre des linges mouillés sur le bas-ventre, ce qui les faisait disparaître à l'instant; j'ai commis cette imprudence deux fois...... J'ai eu bien tort!* — Oui, certes, et je me permettrai de vous dire, Mademoiselle, que vous n'êtes pas assez indulgente envers les Médecins qui vous ont donné des soins avant moi: leur était-il facile, je vous le demande, de bien comprendre une maladie si grave, si bizarre, si exceptionnelle? — je répète vos propres paroles — et leurs soins n'ont-ils pas aussi été entravés par Madame votre mère qui croyait que vous n'aviez pas une goutte de sang à perdre?

Cinq heures trente-cinq minutes. *Je suis bien, je ne souffre plus, mes règles vont bien, je veux dormir jusqu'à six heures. Il faut vouloir que le flacon d'éther que vous me magnétiserez fasse ces-*

ser, ou au moins diminuer considérablement mon sommeil et mes extases cataleptiques, mes coliques, ainsi qu'une douleur que je ressens depuis long-temps dans le flanc gauche.

Six heures sonnent. J'éveille la malade, ses paupières sont *collées*, elle place ma main sur son front et ouvre les yeux à l'instant.

Six heures et quart. La malade est à son piano pendant que je magnétise son flacon d'éther; elle a une syncope suivie d'extase; revenue à elle, elle se plaint de violentes coliques, la menstruation s'est arrêtée pendant la syncope; je lui fais des passes sur l'abdomen; les coliques cessent, la menstruation se rétablit.

Avez-vous fait ce que je vous ai recommandé tout à l'heure, avez-vous voulu que le flacon fît cesser mes coliques? — Certainement. — *J'ai mal à la tête;* — j'y applique la main, puis je fais des passes de l'épigastre au pubis; la douleur de tête ne tarde pas à cesser; la malade est calme, la menstruation continue. Je me retire à six heures trente-cinq minutes.

Pendant cette petite crise, les yeux de Mlle Valérie sont restés constamment ouverts, bien qu'elle fut en somnambulisme.

Vingt-septième séance. 12 *août.* J'arrive à deux heures vingt minutes; la malade est dans sa chambre, la tête appuyée sur son lit, elle est très-agitée; je l'engage à se placer sur la causeuse pour que je la magnétise ; elle s'y refuse d'abord, puis elle y consent. Ce refus m'étonne beaucoup ; je ne sais à quoi l'attribuer.

Je la mets en somnambulisme.

J'ai bien mal au sein gauche, il faut que j'y applique des sangsues. — C'est donc demain que je dois m'en mettre au nombril? — Oui. — *Mon Dieu, que c'est ennuyeux! — Ah! j'ai des coliques; magnétisez-moi de l'orgeat; veuillez qu'il les fasse cesser, qu'il soit bien chaud. — Autrefois, pour faire cesser mes coliques, on me donnait une infusion de tilleul; on avait tort, cela m'échauffait.*

Je donne à la malade le verre d'orgeat qu'elle m'a demandé, elle le trouve excellent, bien chaud, quoique je me sois servi d'eau froide; elle l'avale d'un seul trait : les coliques ne tardent pas à cesser ; la menstruation, qui s'était arrêtée, se rétablit.

Hier soir, me dit la malade, *j'ai eu une crise affreuse occasionnée par le sang qui s'est porté violemment à ma tête; j'ai souffert une partie de la nuit, et, ce matin, j'ai encore eu cet affreux sommeil cataleptique que vous me connaissez. — Si ma maladie était seulement nerveuse, le magnétisme aurait bien plus d'action sur moi, et je serais guérie plus tôt, mais l'état de mon sang s'y oppose, il circule on ne saurait plus mal; il me porte souvent à la tête, et me rend bien triste, presque folle; car parfois je ne sais ce que je dis, ma tête est un brasier. — Les sangsues que je m'appliquerai demain, me feront beaucoup de bien. —Non cependant, le sang ne me rendra pas tout à fait folle, les sangsues, les saignées et le magnétisme y mettront bon ordre.*

J'ai pris, ce matin, un lavement qui m'a donné des coliques; il était froid, il est vrai; — ne feriez-vous pas bien d'en prendre un d'eau de guimauve, chaque matin? — *Certainement, cela me soulagerait un peu la tête; mais ce chapitre là me déplaît, ne m'en parlez plus; je le ferai cependant. — Quand je souffre de la tête, j'ai la figure très-rouge, les yeux brillants et entourés d'un cercle noirâtre; quand le sang se porte au ventre, je suis pâle.*

Comment se fait la menstruation en ce moment, continue-t-elle? — *Oui, elle continue.*

A l'heure du réveil la malade place une de mes mains sur son front et ouvre les yeux. Elle se met à son piano.

Syncope et crise à cinq heures; la malade s'élance dans sa chambre, j'ai beaucoup de peine à la décider à venir se placer sur la causeuse, pour y être magnétisée; elle a des coliques et souffre beaucoup de la tête, la menstruation s'est arrêtée pendant qu'elle faisait de la musique, parce qu'elle a joué un morceau qui l'a fortement impressionnée; je la magnétise, elle se calme; elle entre en somnambulisme, et bientôt la menstruation se rétablit.

J'éveille la malade à six heures, elle est bien. Au moment où j'allais me retirer, les aboiements d'un chien l'agitent violemment ; elle se plaint de coliques très-douloureuses ; la menstruation s'est arrêtée. Je suis encore obligé de la magnétiser un instant.

On le voit, la moindre chose l'agitait, lui donnait une crise, produisait chez elle une profonde perturbation, surtout à son époque menstruelle ; ma tâche était assez difficile à remplir.

Vingt-huitième séance. 13 *août.* J'arrive chez la malade à deux heures et quart ; son père me dit qu'elle est dans sa chambre ; j'y entre à deux heures vingt-neuf minutes ; je la trouve très-agitée, la figure très-colorée, le pouls dur et fréquent ; elle ne veut pas venir dans la pièce où je la magnétise ; elle me dit que je lui fais mal, qu'elle a besoin d'air, qu'elle étouffe. J'ouvre une fenêtre qui donne sur le jardin.

Deux heures et demie sonnent, la malade se décide à me suivre ; arrivée sur la causeuse, son agitation continue : — *qui êtes-vous?* me dit-elle ; *la personne qui est là me fait mal aussi ;* — c'est Monsieur votre père ; — *non ce n'est pas lui, car il ne me fait jamais de mal, lui.* — Je la magnétise, elle se calme un peu. — *Mon Dieu, que je souffre de la tête!* — *Ma grand'mère est encore venue me contrarier, ce matin, au sujet du magnétisme,* — *et elle a bien choisi son temps : je m'appliquais des sangsues ;* —

cette contrariété m'a mis la tête en feu; — vraiment je suis folle, je ne sais ce que je dis. — Faites-moi, je vous prie, des passes de la tête aux pieds, et allez très-vite...... Ah! je suis mieux, mais j'ai encore bien froid aux pieds, faites-moi des passes sur les jambes. J'en fais depuis les genoux jusqu'à l'extrémité des orteils.

Les sangsues que je me suis appliquées ce matin ont fort bien pris, elles se sont bien remplies, et, après leur chute, le sang a très-bien coulé pendant une heure et demie; j'en ai perdu pendant six heures; malgré cela, j'ai encore des coliques; — mais aussi, pourquoi m'a-t-on contrariée ce matin; on dirait vraiment qu'on prend plaisir à retarder ma guérison. — N'y a-t-il donc pas assez longtemps que je souffre? — La menstruation continue-t-elle? — *Non, ce n'est pas tout à fait fini cependant, et le magnétisme la rappellera encore, mais faiblement; — cela me fatigue; cela dure trop longtemps. — J'ai soif; magnétisez moi, je vous prie, un verre d'eau, celle que vous m'avez magnétisée hier était excellente, j'en ai bu plusieurs fois pendant la nuit.*

Quatre heures. La malade est très-calme depuis une heure, elle garde le silence; on fait un peu de bruit dans la maison, elle continue à être calme.

Quatre heures et quart. Le bruit redouble, la malade s'agite violemment, elle est prise d'aphonie, et m'indique, par signe, qu'il faut lui faire des passes au devant du cou. Elle recouvre bientôt la voix et se calme; je continue à la magnétiser. — Pourriez-vous me dire, Mademoiselle, quand il faudra vous appliquer d'autres sangsues? — *Je vous le dirai plus tard.*

J'éveille la malade à quatre heures et demie.

Cinq heures. Syncope suivie de crise; je la mets en somnambulisme; elle garde le silence pendant vingt minutes; elle paraît se recueillir, puis elle me dit : *Il faut que je m'applique seize sangsues au bas des reins, mardi prochain, huit de chaque côté de l'échine. — Sans les applications de sangsues que je me suis déjà prescrites, j'aurais eu une fièvre cérébrale; — j'y ai d'abord de la disposition; — elle serait arrivée sans qu'on s'en doutât* (1). — *Plus tard si, dès que j'aurai besoin d'être saignée, on tarde à le faire, j'aurai une fièvre cérébrale; et je n'y résisterai pas, parce que je l'aurai très-forte.* — Vous pensez avoir plus tard des dispositions à une fièvre cérébrale, malgré le traitement actuel? — *Oui, parce que c'est chez moi une disposition permanente.* — Ce traitement ne pourra-t-il donc mettre fin à cette disposition? — *Non, elle durera autant que moi; mais je viens*

(1) La malade veut sans doute dire que l'invasion de l'Encéphalite aurait été masquée par ses crises, devenues si fréquentes et si intenses, et pendant lesquelles elle se plaignait très-souvent d'un violent mal de tête.

de vous le dire, je ne serai point atteinte de cet horrible mal, si l'on me tire du sang à temps. — Pourriez-vous me dire, Mademoiselle, quels seront les symptômes qui indiqueront la nécessité de vous tirer du sang? — *Je souffrirai de la tête, elle sera très-lourde; j'aurai les yeux très-brillants, les joues extrêmement rouges; je serai endormie, engourdie, mes règles n'iront pas bien.*

Quand ces accidents se présenteront, pourrez-vous en indiquer la marche ainsi que le mode de saignée et la quantité de sang qu'il faudra vous tirer? — *Oui, si on m'endort; et je crois qu'on pourra m'endormir toute ma vie, quand je serai malade, parce que je serai toute ma vie extrêmement nerveuse. Après ma guérison vous ne pourrez plus m'endormir; vous me feriez même souffrir, si vous continuiez à me magnétiser.*

J'étouffe, je n'ai plus assez d'air; dites à mon père que je le prie d'ouvrir une fenêtre, et ayez la bonté de me faire des passes au devant de la poitrine...... Ah! je suis mieux. — Voyez-vous, j'y pense encore, vous ne pourriez gagner entièrement mes douleurs de poitrine, c'est bien nerveux ce que j'y éprouve; oui, mais le sang aussi y joue un rôle important, et vous n'avez point, Dieu merci, de sang amassé là.

Le clou que j'ai à l'épaule me fait souffrir, il est dur; j'y ai cependant mis des sangsues samedi dernier. Il faudrait y appliquer quelque chose qui le fît mûrir, de l'onguent de la mère, — oui, j'en mettrai demain.

Si plus tard je tombe malade, la meilleure manière de me traiter sera de me magnétiser. — Et si l'on ne pouvait? — *Ce serait fâcheux; mais les symptômes dont je vous ai parlé tout à l'heure seront alors si prononcés qu'il sera facile de reconnaître la nécessité de me tirer du sang. — Oui, c'est le sang qui me fait déraisonner; car je ne deviendrai pas folle, n'est-ce pas?* — Non certainement, cessez d'avoir cette crainte. — *Ah! qu'on a eu tort de ne pas m'en tirer plus tôt. — Je bénis le ciel de m'avoir mise entre vos mains, je vous dois la vie! — Il faudra chaque jour, en me magnétisant, vouloir, au commencement et à la fin de la séance, que la contrariété n'ait plus autant d'accès sur moi.*

La malade désire rester en somnambulisme dix minutes de plus; je ne l'éveille donc qu'à six heures dix minutes; ses paupières sont *collées*.

Je me retire après lui avoir magnétisé, ainsi que je le fais depuis quelque temps, son flacon d'éther et plusieurs carafes d'eau.

Vingt-neuvième seance. 14 août. J'arrive chez la malade à deux heures; son père me dit qu'elle a bu, par imprudence, peut-être aussi par esprit d'indocilité, un peu d'éther du flacon magnétisé; je lui adresse quelques reproches, et je remplace l'éther par de l'eau ; la malade paraît en être très-irritée, elle s'agite violemment, mais elle ne peut rien me répondre, car elle était prise d'aphonie au moment de mon arrivée.

Deux heures et demie. L'aphonie a cessé ; je prie la malade de venir se placer sur la causeuse pour être magnétisée ; elle s'y refuse, me dit que je lui fais mal, que je la brûle, qu'elle ne veut plus être magnétisée, qu'elle veut mourir ; j'insiste, et je parviens enfin à la calmer.

Je la mets en somnambulisme...... *Vous avez eu tort de m'accuser d'imprudence sans m'avoir interrogée ;* — mais je ne le pouvais, puisque vous étiez alors atteinte d'aphonie, et je devais croire Monsieur votre père ; — *il fallait attendre que la voix me fut revenue, je vous aurais dit que, tenant le flacon appliqué sur le haut de ma poitrine, l'éther s'était échauffé, le bouchon avait sauté, et qu'il m'en était entré une goutte, une seule goutte dans la bouche.*

Après cette explication, la malade garde le silence un instant, puis elle me dit : *Je sens qu'il me faudra une chose qui me répugne beaucoup, qui me donnera une forte crise, mais qui, d'un autre côté, soulagera bien ma pauvre tête : c'est une saignée du pied ; — c'est le seul moyen de faire partir le sang qui y est amassé, sans cela il ne bougerait pas ; — il m'en faudra sans doute plus d'une ; — si vous me la faisiez vous-même, la crise serait moins forte. — Cette saignée ne pourra avoir lieu qu'après l'application des sangsues des reins et du creux de l'estomac. Il faut que je sois assise ici, sur la causeuse, quand on me saignera. — Mon Dieu, il n'est pas nécessaire que vous vous donniez la peine de la faire vous-même, seulement soyez là, et ayez bien soin de me mettre en somnambulisme immédiatement après.* — Je vous la ferai très-volontiers, si je dois vous épargner des souffrances. — *Eh bien j'accepte, car toute autre main que la vôtre me ferait très-mal, me brûlerait, surtout dans ce moment là. — Cette saignée sera faite au pied gauche, elle sera de quatorze onces. — Vous me la ferez à deux heures précises de l'après-midi. — Tenez, je sens même à l'état de veille ce qui m'est nécessaire, mais bien mieux quand je suis en somnambulisme.*

Je sens, depuis deux ou trois jours, qu'une saignée du pied m'est indispensable. — Ne pourrait-elle être faite plus tôt? — *Non. — L'un après l'autre, ne pressons rien, — surtout dans une maladie aussi compliquée que la mienne, quand les nerfs sont aussi irrités; — les sangsues et les saignées ont beaucoup d'action sur les nerfs, et il faut en user avec prudence. — Oui, je sens* instinctivement, *même* éveillée, *ce qui est nécessaire à ma santé. — Le sang et les nerfs, voilà ma maladie. — Je ne suis point aussi irascible qu'on le pense peut-être, c'est involontaire, c'est ma maladie qui en est cause. — On ne comprend pas cela. — Vous seul comprenez bien ma position.* — Monsieur votre votre père aussi cependant? — *Oui, mais pas aussi bien que vous — il n'est pas médecin, et il n'a pas, comme vous, fait une étude du magnétisme.*

Si Madame votre mère et Madame de St.-O*** étaient ici quand je vous magnétise, comprendraient-elles enfin? — *Vous n'y gagneriez rien.*

— *Mes règles ont cessé depuis ce matin, et du sang s'est déjà amassé là.* (La malade m'indique la région inguinale gauche où existe l'amas de sang qu'elle nomme *poche de sang*, et dont elle m'a parlé plusieurs fois.)

Maman souffre beaucoup de la tête; — pauvre mère! j'en suis bien peinée; je l'aime tant! — Et si, pour lui faire du bien, et pour lui prouver que vous l'aimez toujours, vous alliez lui faire quelques bonnes caresses quand vous serez éveillée? — *Je le voudrais, mais je ne le puis; cela me brûlerait, cela me ferait très-mal. — Cependant j'irai, oui j'irai, puisque je pourrai lui faire du bien.* — Et si je voulais, Mademoiselle, que vous ne souffrissiez pas en la touchant? — *Vous ne l'obtiendriez pas; — plus tard, quand je serai moins tourmentée par le sang, quand j'irai mieux, sa présence ne me fera plus mal. — Enfin, hier elle est venue près de moi pendant que je dînais, eh bien! le croiriez-vous? j'ai encore plus mal digéré que de coutume. — Quand elle est près de moi, mon front et mes sourcils se froncent malgré moi; — j'ai déjà essayé d'empêcher ce froncement de sourcils..... impossible!*

Il faudra que je m'applique aussi des sangsues sur cette poche de sang; (région inguinale gauche) *je vous l'ai déjà dit.*

Je sens aussi qu'il me faudra une saignée du bras, — du bras gauche. — Ayez bien soin de vouloir, en me magnétisant, que les saignées irritent le moins possible mes pauvres nerfs. — Veuillez aussi que l'eau que vous me magnétiserez empêche les coliques et fasse circuler mon sang, qu'elle l'empêche de s'amasser autant dans la poche, et fasse cesser la douleur que j'éprouve au bas-ventre (douleur hystérique). — *Il y a plusieurs années que je ressens cette douleur, mais je n'en ai jamais parlé à personne. — S'il pleuvait cela me ferait du bien.* (Il fait une chaleur sèche et accablante, l'atmosphère est très-chargée d'électricité.) *Mieux je dors, et mieux je sens qu'il me faut des saignees.*

J'éveille la malade à quatre heures et demie, elle est calme; elle a, à cinq heures moins huit minutes, une syncope suivie d'agitation, de délire; ses yeux sont brillants, la face vultueuse, le pouls donne cent-vingt-cinq pulsations par minute; elle est dans sa chambre, et ce n'est pas sans peine que je parviens à la décider à se laisser magnétiser.

Quel bruit! me dit-elle, (on n'en fait pas du

tout.) — *Que de personnes ici !* (il n'y a cependant que M. de T***, la malade et moi.) *J'étouffe, qu'on ouvre la porte de ma chambre.* (La fenêtre est ouverte, beaucoup de lumière y pénètre.) — Monsieur votre père va l'ouvrir. — *Papa, où est-il?* — Mais là, près de nous, où il a l'habitude de se placer. — *Cet homme est mon père! — Mais non, je ne le connais pas. — Quelle lumière dans ma chambre!* — Je fais fermer la fenêtre et la persienne qui était ouverte aussi, et, en même temps, je place ma main sur son front de manière à lui couvrir les yeux. — *Eh! mais, vous avez mis votre main sur le mal; quand vous avez la main posée sur ma tête, la douleur que j'éprouve à l'estomac se calme.* — Après un instant de silence elle me dit: *L'hiver dernier on m'a fait prendre des pilules purgatives et vomitives qui m'ont mis l'estomac en feu. — Au couvent on voulait me faire prendre du sirop dépuratif, parce que j'avais beaucoup de boutons à la figure, sur le front surtout; — on aurait dû me tirer du sang, me faire prendre des bains et me donner des tisanes rafraîchissantes; on me faisait prendre aussi de la tisane amère; mais mon estomac m'a dit bien vite de mettre cette maudite tisane de côté, — je souffrais horriblement après en avoir bu, je devenais pâle comme un linceul, parce que le sang se portait à l'estomac et au ventre.*

Un chien aboie: la malade s'agite. — *Ces aboie-*

ments me font mal, me dit-elle, *parce que je souffre beaucoup des nerfs, et cette irritation nerveuse appelle le sang dans les endroits malades; le sang et les nerfs jouent un bien grand rôle dans l'organisation. — Auriez-vous pensé, comme moi, qu'une saignée du pied m'était nécessaire, et surtout auriez-vous pu, comme moi, indiquer le moment le plus opportun pour la faire?* — A vous parler franchement je ne suis pas de force à lutter avec vous.... quand vous êtes en somnambulisme. — La malade sourit, et me dit d'un air satisfait: Je suis, chaque jour, très-bon médecin, pendant quelques heures.

Trentième séance. 15 *août*. J'arrive chez la malade à deux heures moins quelques minutes; elle me dit qu'elle a eu une forte crise dans la matinée, et qu'en ce moment elle commence à souffrir de la tête parce qu'il est tout près de deux heures. — J'avais presqu'envie de la magnétiser de suite, pour mettre fin à cette crise commençante, pour empêcher le délire qui, depuis quelques jours, avait lieu au moment de la première magnétisation, mais voulant me conformer en tout à ses prescriptions, j'attendis jusqu'à deux heures et demie: — dans ce moment le délire est complet, la malade ne veut pas que je la magnétise, elle me dit que je lui fais mal, qu'elle veut mourir; je parviens difficilement à la décider à se laisser magnétiser; je suis presqu'obligé de la conduire sur la causeuse. — Je la magnétise en lui plaçant une main sur le front, tandis que, de l'autre, je lui fais des passes au devant de l'abdomen; elle se calme et entre bientôt en somnambulisme : elle garde le silence pendant une heure puis elle me dit: *Je sens qu'il me faut dix-huit sangsues aux reins, au lieu de seize. — Je m'en mettrai aussi vingt au creux de l'estomac au lieu de dix-huit.*

J'ai des étourdissements depuis longtemps. — J'ai été réglée à 13 *ans; les étourdissements ont commencé un mois après l'apparition de mes règles; elles ne se sont montrées de nouveau qu'au bout de deux mois, et quoiqu'elles fussent, chaque fois, abondantes, j'avais cependant des étourdissements entre mes époques; — je ne perdais pas encore assez, cela traînait, cela durait trop longtemps; — il aurait fallu m'appliquer des sangsues quand mes règles se sont montrées, et m'en mettre quelques-unes avant chaque époque. Je dois vous dire aussi que j'ai été souffrante avant d'être réglée, et qu'il aurait fallu me faire alors des applications de sangsues au haut des cuisses, ou bien me faire une saignée du pied. — Je vous ai dit hier que la saignée du pied serait de quatorze onces, il vaut mieux qu'elle soit de seize.*

J'éveille la malade à quatre heures et demie. Elle est calme pendant un instant, puis elle a une crise semblable à celle d'hier après le premier réveil. Je la magnétise, elle se calme, tombe en somnambulisme; je veux qu'elle dorme dans cet état; bientôt ma volonté produit son effet, car la malade me dit: *Eh! mais, vous mettez un voile devant mes yeux...* Et elle s'endort; elle s'éveille à cinq heures et quart, mais elle est toujours en somnambulisme.

J'ai mal au sein gauche, et j'ai bien froid aux pieds. — Je lui fais des passes depuis les genoux jusqu'aux orteils. — *Quand j'ai une crise, il me prend un froid glacial à l'aisselle et au sein gauches: — je m'y suis donné un coup; — le magnétisme fait circuler le sang qui y est amassé, il l'en détourne pour un instant. — J'ai encore bien froid aux pieds et trop chaud à la poitrine, j'y ai beaucoup de sang, — j'étouffe, faites-moi, je vous prie, des passes depuis la gorge jusqu'aux pieds, en allant très-vite; il faut aussi qu'on ouvre une fenêtre.*

Tenez, chez moi le somnambulisme est naturel: l'an dernier déjà je sentais parfois les remèdes qui m'étaient nécessaires et aussi tout le mal que devaient souvent me faire ceux qu'on me prescrivait; ainsi, l'hiver dernier, le sang me portant fortement à la poitrine et m'occasionnant beaucoup d'oppression, je dis à ma mère qu'il fallait m'en tirer; elle me demanda si j'étais folle;.... et cela m'aurait fait tant de bien!! Je sentais qu'il y avait chez moi autre chose encore qu'une affection nerveuse; — je souffrais beaucoup, j'avais la figure rouge, les *yeux très-brillants; ma mère se désolait : « Tu te désoles, lui dis-je, et tu t'opposes toujours à l'emploi des moyens qui, je le sens, me feraient du bien.» Ainsi donc le sang me tourmentait horriblement, et, pour en diminuer la masse, on me faisait manger, à mon dîner, deux ou trois côtelettes et plusieurs morceaux de filet de bœuf; — maman me priait, me suppliait de manger beaucoup, craignant que la diète ou une alimentation trop légère n'aggravât ma maladie nerveuse. — Ma poitrine va mieux depuis que vous me magnétisez ainsi. — Et c'était M. M*** qui voulait que je mangeasse autant, il m'avait aussi ordonné le vin de Bordeaux; c'était sans doute pour calmer l'irritation de mon estomac.*

Plus on me tire de sang, plus mes forces reviennent. — Pourriez-vous me dire pourquoi? — *Parce que les organes où il y avait des amas de sang qui les gênaient, en étant débarrassés, fonctionnent beaucoup mieux, et alors mes forces se relèvent.*

Pourriez-vous me dire aussi, Mademoiselle, pourquoi vous vous êtes prescrit une saignée du pied, et pour quelle raison vous pensez que bientôt les saignées seront, pour vous, préférables aux sangsues? — *Parce que je souffre beaucoup de la tête et de la poitrine, et qu'en pareil cas les saignées conviennent beaucoup mieux que les sangsues, elles débarrassent plus vite.*

La malade a été très-calme, très-gaie jusqu'à la fin de la séance ; je l'ai éveillée à six heures dix minutes.

Trente et unième séance. 16 *août.* J'arrive à deux heures et demie ; je trouve la malade causant avec un de ses oncles qui vient de passer une heure avec elle ; déjà elle commence à souffrir de la tête ; à deux heures et demie il y a délire et agitation extrême ; Mlle Valérie refuse assez longtemps de venir se placer sur la causeuse pour être magnétisée : je lui applique une main sur le front, je lui fais des passes à grand courant de la tête aux pieds, je ne parviens à la calmer qu'au bout d'une demi-heure ; elle entre en somnambulisme et garde le silence pendant quelque temps.

J'ai mal au sein droit, je m'y suis donné un coup, je vous l'ai déjà dit ; il faut que je m'y applique six sangsues. — J'étouffe, j'ai beaucoup de sang à la poitrine et à la tête, surtout au-dessus de l'œil droit, dans tout le côté droit du front ; la saignée du pied me soulagera bien ; je ne puis en indiquer le jour, seulement je sens qu'il faut que je m'applique des sangsues avant ; — il me faudra aussi une saignée du bras gauche. — Ah ! j'ai des coliques et bien froid aux pieds ; — je lui fais des passes au devant de l'abdomen et le long des jambes. — *Quand vous m'avez réchauffé les pieds en me magnétisant,* me dit la malade au bout d'un instant, *ma tête va beaucoup mieux.* Je l'éveille à quatre heures et demie.

Cinq heures. — Syncope suivie de crise; beaucoup d'agitation; la malade se plaint d'avoir très-froid aux pieds; j'y fais des passes et je lui place en même temps une main sur le front; elle se calme, garde le silence pendant huit minutes, puis elle me dit: *Avant de me saigner, il faudra me faire des passes de la tête aux pieds, pendant un quart d'heure.*

Toutes les sangsues que je me suis appliquées jusqu'ici n'ont rien fait pour la tête, mais celles qui seront mises au creux de l'estomac la soulageront un peu. — Il m'importerait beaucoup de savoir, Mademoiselle, pourquoi vous souffrez tant de la tête maintenant, pourquoi ce délire?

Parce que j'ai dans ce moment-ci beaucoup plus de sang à la tête. — Pourquoi y en a-t-il plus? — *D'abord, parce que mes règles se sont arrêtées plusieurs fois, et chaque fois qu'elles se sont arrêtées, du sang s'est porté à ma tête, voilà une cause; il y en a encore une autre plus importante, mais je ne la sens pas bien maintenant. — Vous verrez comme ces saignées me feront du bien.* — La malade garde le silence un instant, paraît réfléchir avec beaucoup d'attention, puis elle me dit: *Les sangsues n'agissent que localement, elles ont peu d'action sur la masse du sang; elles m'ont déjà fait du bien cependant, sans elles et sans le magnétisme surtout, j'aurais une fièvre cérébrale, — et je l'aurais maintenant, — OUI, MAINTENANT!*

(Je ne puis rendre l'expression de sa figure) — *et c'est pour cela que je souffre davantage de la tête actuellement; oh! oui, c'est à cause de cela, j'en suis sûre, je le sens fort bien en ce moment. — Si je n'avais pas eu le bonheur de tomber entre vos mains, JE SERAIS MORTE LE MOIS PROCHAIN, et on m'avait dit que le temps, la bonne saison et un régime fortifiant me guériraient; vous avez seul compris ma position. Depuis trois jours, la douleur du côté droit* (région hépatique) *est revenue, parce que l'effet des sangsues a déjà cessé ou diminué considérablement; — le sang et les nerfs, voilà ma maladie* (1).

La malade est très-calme, je l'éveille à six heures et quart.

A sept heures moins le quart, au moment où j'allais me retirer, elle paraît souffrir beaucoup de la tête, elle y porte la main, son front est brûlant, le pouls donne cent-trente pulsations par minute; je veux qu'elle se place sur la causeuse, elle s'y refuse; après un peu d'opposition, elle s'y laisse conduire; ses yeux roulent convulsivement dans leur orbite de gauche à droite et de droite à gauche. — *Qu'est-ce qui court comme cela devant moi?* me dit-elle; — un instant après : *Qui êtes-vous? Je ne vous connais*

(1) Je prie le lecteur de vouloir bien m'excuser si je répète si souvent la même chose, mais je tiens beaucoup à rapporter fidèlement tout ce qu'a dit ou fait ma malade.

pas. — *Qui est là?* — Monsieur votre père. Je place une main sur son front, et, de l'autre, je fais des passes avec contact sur ses pieds qui sont très-froids; après cinq minutes de magnétisation, la tête se calme un peu, elle est moins brûlante, les pieds se réchauffent.

Je souffre horriblement de la tête, mais moins que tout à l'heure. Vos mains m'ont fait du bien. J'ai chaud aux pieds; — ce que j'éprouve doit vous donner une idée de ce que serait une fièvre cérébrale; mais grâces à vous, j'en serai quitte pour ces douleurs de tête; qu'on vienne donc dire maintenant que ce n'est pas le sang qui me tourmente, et qu'il ne faut pas m'en tirer; — certes la personne qui aurait touché ma tête tout à l'heure, l'aurait trouvée brûlante, et elle trouverait maintenant une grande différence.

Sept heures moins quatre minutes : comment vous trouvez-vous, Mademoiselle? — *Beaucoup mieux, Monsieur.* — Je regrette bien de ne pouvoir rester plus longtemps; dites-moi franchement si vous vous trouvez mieux, dans le cas contraire, je resterai encore. — *Je me trouve beaucoup mieux, je vous assure; éveillez-moi, je vous en prie.* — Je l'éveille, elle est calme.

Avant de me retirer je lui magnétisai, d'après sa recommandation, plusieurs carafes d'eau, en voulant qu'elle soulageât sa tête et facilitât la respiration.

Trente-deuxième séance. 17 *août.* J'arrive à deux heures, la malade est dans sa chambre, elle souffre déjà de la tête, cependant elle peut encore répondre à mes questions.

Elle me dit qu'elle a eu des étourdissements hier soir, qu'elle a passé une assez bonne matinée, mais que maintenant elle souffre beaucoup de la tête.

Deux heures et demie. Je veux la magnétiser : vive opposition, elle se sauve dans sa chambre, je la rejoins, elle me dit que je lui fais mal ; je pose ma main sur son front, elle se calme un peu, et se décide à se placer sur la causeuse ; elle entre en somnambulisme après vingt-cinq minutes de magnétisation (1).

Trois heures. *Il faudrait que je me fisse, chaque soir, des frictions là,* (elle m'indique la région génitale) *avec une flanelle ;* — il faut vous en faire ; (cette prescription paraît la contrarier beaucoup) ; — je le veux, entendez-vous ? me promettez-vous d'en faire ? — *Oui. — Chaque friction sera d'un quart d'heure, et faite de haut en bas.*

Je me suis donné hier soir un coup à la tête et au sein gauche ; — j'y fais des passes qui la calment. — *J'ai bien froid aux pieds ;* — j'y fais des passes,

(1) La malade entrait beaucoup plus vite et plus facilement en somnambulisme avant qu'elle ne fût sous l'influence de l'Encéphalite dont elle m'a parlé ; depuis cette époque elle y entre d'autant moins facilement qu'elle souffre davantage.

ils se réchauffent. — *J'ai eu ce matin le bras droit engourdi pendant longtemps, — je ne le sentais presque plus.* — Cet engourdissement, qui avait lieu assez souvent chez la malade, et qui a même été porté chez elle jusqu'à la paralysie, n'est-il pas une preuve évidente, irréfragable d'une profonde perturbation dans la circulation des fluides nerveux et sanguin? —

Quatre heures moins le quart. Comment vous trouvez-vous? — *Bien.* — Comment avez-vous passé la nuit? — *Pas bien, — je me trouve mal au lit;* — sentez-vous si cette douleur de tête sera longtemps encore aussi violente? — *Je ne sais pas.*

Quatre heures moins cinq minutes. *Il faut que je m'applique six sangsues sur le sein gauche, trois près du mamelon et trois au-dessous, — je les mettrai jeudi prochain; — j'en poserai également six sur le sein droit le même jour. — J'ai passé cette nuit assise en travers sur mon lit, la tête appuyée au mur. Je ne veux plus me coucher, il faut que j'aie la tête très-élevée; le sang m'étouffe, j'en ai plein la tête et plein la poitrine: — dorénavant je veux passer la nuit sur une chaise et devant ma fenêtre.* — Cela pourrait-il vous faire du mal? — *Oui, cela me donnerait de fortes coliques;* — en ce cas il ne faut pas le faire. — *Je le veux,* — je vous le défends. — Si vous vous appliquiez sur la tête de la glace ou des compresses trempées dans de l'eau froide, cela vous soulagerait-il? — *Non, cela me ferait mal: — le froid qui vient subitement ne vaut rien à ma tête; votre main la rafraîchit, mais cette fraîcheur n'est point subite, elle vient lentement.* — Respirez-vous plus facilement aujourd'hui? — *Oui, grâces à l'eau que vous m'avez magnétisée hier; j'en ai bu beaucoup, il faudra m'en magnétiser encore aujourd'hui et avec la même intention. — Dans ces vilains étourdissements je me donne des coups qui me font un mal affreux : je suis tombée ce matin sur l'angle d'une chaise, et précisément sur le creux de l'estomac, où j'ai si mal.* — Vous ne voyez rien qui puisse diminuer la douleur que vous éprouvez à la tête? — *Non, la première saignée me soulagera déjà un peu, mais il m'en faudra plusieurs.* — Et d'ici là vous souffrirez toujours autant? — *Probablement. — Les deux saignées seront faites à quinze jours de distance. — La seconde saignée sera de seize à dix-huit onces; — jugez, d'après ce que j'éprouve maintenant, ce que serait une fièvre cérébrale; c'est l'estomac qui m'aurait donné cette fièvre cérébrale, on ne croyait pas que le sang s'y portât; on pensait que c'était un mal nerveux, et que, du reste, mon estomac était excellent.*

J'ai mal au côté droit. J'y fait quelques passes. — *Vous n'avez jamais cru, vous, Monsieur, que ma maladie avait été occasionnée par une application de sangsues, et cela dès le premier jour que vous m'avez vue?* — C'est possible, mais je ne l'ai jamais dit. — *Non, mais je le sens.*

J'éveille la malade à quatre heures et demie.

Cinq heures moins dix minutes. L'agitation commence, la malade sort de sa chambre, y rentre, en ressort, je la suis; je la prends par le bras et la fais asseoir; elle me prie, me supplie de la laisser aller; — *vous me faites mal,* me dit-elle, avec l'accent de la douleur la plus aiguë; cependant elle s'assied sur la causeuse, je lui place une main sur le front, et je fais des passes avec contact sur ses pieds, malgré cela l'agitation continue : — *Que de monde ici!* s'écrie-t-elle, *je veux m'en aller,* — *qui êtes-vous? je ne vous connais pas;* — je continue à la magnétiser; un instant après elle me sourit et me dit : *Ah! je vous reconnais maintenant, mais qui est là?* — C'est Monsieur votre père. — Enfin elle se calme de plus en plus, elle me prie de lui faire des passes depuis le creux de l'estomac jusqu'au bas-ventre.

Cinq heures vingt-cinq minutes. La malade est très-calme. — *Je me rappelle que l'an dernier, étant aux eaux de Luxeuil, et souffrant beaucoup de l'estomac pendant une crise, M. R*** y fit des frictions, cela m'endormit.* — *Certainement, le somnambulisme est naturel chez moi, vous l'avez déjà remarqué?* — Oui, Mademoiselle, c'est parce que je m'en étais aperçu, que j'ai proposé le magnétisme. — *Si seulement vous m'aviez soignée* *un an plus tôt, ma maladie était moins avancée, vous m'auriez guérie plus facilement.*

Comment donc avez-vous pu vous soumettre au traitement qu'on vous faisait suivre, puisque vous sentiez, m'avez-vous dit déjà, qu'il ne vous convenait pas ?

Ah! je vous attendais là: maman se jetait à mes genoux, c'est à la lettre, pour me supplier de prendre pilules, potions, etc. — Quand, après avoir pris tous ces bons médicaments, je me sentais du feu dans l'estomac, je le disais, mais on ne me croyait pas; cette glace, je sentais tout le mal qu'elle me faisait, mais on ne me croyait pas davantage, et on m'en faisait prendre encore.

J'ai des coliques, là à gauche; —j'y fais des passes, et je la calme. — *Oui, je sentais le mal que cela me faisait; les pastilles ferrugineuses m'ont fait un mal affreux. — A Luxeuil, dans mes crises, M. R*** savait seul me calmer avec ses frictions, mais quand il n'était pas là, je souffrais horriblement, il fallait plusieurs personnes pour me tenir, et il ne faut jamais tenir une personne qui souffre des nerfs, je vous l'ai déjà dit.* (Voyez page 118).

Oui, si on avait tardé davantage à me magnétiser, j'aurais eu une fièvre cérébrale, — je la vois cette affreuse maladie; oh mon Dieu! comme j'aurais souffert, ah! c'est horrible. Combien je suis heureuse de vous avoir trouvé. — Croyez-vous que l'influence de cette fièvre cérébrale durera longtemps? — *Je le crois, mais cela n'est rien, presque rien, en comparaison de ce que vous m'avez fait éviter; aussi plus je vois, plus je sens cette affreuse maladie, plus ma reconnaissance pour vous augmente, s'il est possible. — Mon estomac est bien malade, — comme la tête et l'estomac se tiennent de près!*

Dans une maladie telle que la mienne, pas de sangsues sur la poitrine, elles ne feraient qu'y attirer le sang davantage; je m'en mettrai, il est vrai, sur les seins, mais c'est à cause des coups que je m'y suis donnés, et, les seins exceptés, il ne faut pas m'en mettre sur la poitrine.

Je désire bien ardemment cette saignée, la prudence est souvent une désagréable chose.

Six heures. Voulez-vous rester encore en somnambulisme, Mademoiselle, pendant que je magnétiserai l'eau et le flacon? Elle hésite un peu, puis elle accepte; je ne fais qu'un saut de ma place à sa chambre, et cependant elle s'agite; j'arrive, je lui applique ma main sur le creux de l'estomac, et je me mets à magnétiser les différents vases.

Veuillez surtout, me dit-elle, *qu'ils fassent cesser mes coliques;* un instant après, elle me prie de lui faire, verticalement, quelques frictions sur l'épigastre.

Ces frictions me rappellent la ruse innocente que j'ai employée pour la magnétiser, elle en rit beaucoup et me remercie dans les termes les plus flatteurs.

L'influence que vous avez prise sur moi, me dit-elle, *date du jour où vous m'avez fait des frictions sur les bras; nous étions dans le jardin, avec ma grand'mère et Madame ***; vous avez bien fait d'avoir recours à la ruse, d'avoir louvoyé; si vous aviez brusqué les choses, je ne vous aurais plus revu, je n'aurais pas été magnétisée et je serais morte; que ne vous ai-je connu un an plus tôt, que n'ai-je eu ce bonheur!*

Nous arrivons, en causant, jusqu'à sept heures; la malade ne souffre plus de l'estomac, je l'éveille.

Trente-troisième séance. 18 *août*. J'arrive à deux heures et quart. M. de T*** me dit que sa fille a mangé des cornichons; je me propose de lui en faire des reproches.

Deux heures et demie. Je l'engage à venir se placer sur la causeuse pour être magnétisée, elle s'y refuse un instant, puis elle me demande des passes de la tête aux pieds et lentement; pendant ce temps, j'ai une main appliquée sur son épigastre; la malade ne tarde pas à tomber en somnambulisme.

Je souffre beaucoup de l'estomac. — Vous suivez toujours le même régime alimentaire? — *Certainement, je mange toujours des légumes à la même sauce* (au bouillon gras coupé d'eau). — Rien que cela? — *Non*. — *J'ai mangé quelques bonbons à la groseille.* — Vous avez eu tort, vous savez bien que la groseille ne vous convient pas, pas plus que les crudités, les ognons confits, les cornichons. — *Qui vous a dit que j'avais mangé des cornichons?* — Vous en avez donc mangé? — Je la sermonne un peu, elle se fâche, me repousse, me dit que je lui fais mal; je cesse un instant de la magnétiser, mais bientôt elle sourit, me prend une main et se l'applique sur l'épigastre; elle me promet de ne plus faire d'imprudence.

J'ai eu une crise assez forte à quatre heures du matin; depuis quelque temps j'en ai une chaque jour à cette heure là; du reste, la matinée a été bonne. — Je sens que sans vous j'aurais eu tout le côté droit du corps paralysé, et, si je n'avais pas eu le bonheur de tomber entre vos mains, cette paralysie n'aurait fini qu'avec moi, elle aurait été occasionnée par la fièvre cérébrale.

L'eau magnétisée a parfaitement calmé mes coliques, j'ai eu la constance de tenir le flacon magnétisé, toute la nuit, sur mon estomac, il m'a fait beaucoup de bien. — J'ai froid aux pieds. — J'y fais des passes avec contact. — *Chaque jour, à deux heures moins un quart de l'après-midi, mes pieds se glacent, et je sens le sang qui me monte à la tête.* — L'heure sonne, je l'éveille; elle se place une de mes mains sur le creux de l'estomac, l'autre sur le front, et ouvre les yeux.

Elle se met à son piano; pendant ce temps je lui

magnétise plusieurs carafes d'eau et d'autres objets qu'elle a depuis quelque temps l'habitude de s'appliquer sur les endroits douloureux. — Après avoir fait de la musique pendant sept à huit minutes, elle se retire dans sa chambre ; elle est très-agitée.

Que de monde ici! j'étouffe ; laissez-moi partir, d'ailleurs je ne vous connais pas. — Je lui fais des passes de la tête aux pieds, et je lui applique une main sur l'épigastre, elle se calme ; au bout d'un instant, elle sourit et me dit : *je vous reconnais ;* un instant après, l'agitation recommence ; elle paraît souffrir beaucoup de l'estomac, elle y porte la main, s'y donne plusieurs coups. — *Laissez-moi sortir, j'étouffe, je manque d'air ;* — nous allons près d'une fenêtre ; après y être restés un instant, nous revenons nous asseoir ; je lui place une main sur l'épigastre, et, de l'autre, je lui fais des passes avec contact sur les pieds ; au bout d'un instant elle se calme, sourit et me dit encore : *je vous reconnais, je souffre moins ;* — elle entre en somnambulisme.

L'eau magnétisée que j'ai bue hier soir et aujourd'hui, m'a fait beaucoup de bien. — Depuis trois jours j'ai très-mal à l'estomac à la même heure, c'est probablement l'heure du redoublement de la fièvre cérébrale que je devais avoir.

Quelle est l'heure à laquelle vous souffrez le plus de l'estomac ? — *c'est maintenant* (il est cinq heures et quart).

Pourriez-vous me dire, Mademoiselle, combien

de temps durera encore l'influence de cette fièvre cérébrale? — *Je ne le sais pas.* — *Quelle horrible maladie que cette fièvre cérébrale!* La malade garde le silence un instant.... *Je mange encore peu maintenant, mon estomac est si souffrant! j'ai toujours la bouche si mauvaise, la langue sèche, brûlante; oui, j'y ai parfois bien mal, surtout au bout; c'est avec du bouillon gras, il est vrai, que mes légumes sont accommodés, parce que le bouillon maigre ne me convient pas, mais il est très-étendu d'eau, malgré cela il m'arrive souvent encore de rendre ce que je prends.*

J'ai bien mal à l'estomac dans ce moment-ci; — *faites-y des frictions de haut en bas.... Quel soulagement vous me procurez!* — *Les fruits ne me conviennent pas, excepté le raisin, mais il ne me faut ni poires, ni pommes, cependant cuites, je puis en manger;* — *les légumes à l'eau ne sont pas bons* (elle sourit), *malgré cela je ne ferai plus d'imprudence, je vous assure, je ne veux pas m'opposer à l'heureux résultat de vos bons soins.* — Un chien aboie, on fait du bruit sous les fenêtres, dans le jardin. — *Mon Dieu que de bruit! que cela me fait mal, surtout dans ce moment où je souffre tant.*

J'avais voulu très-souvent déjà que la malade fût isolée, mais ma volonté avait été impuissante; me rappelant que M. de T*** avait pu passer derrière elle, et très-près d'elle, sans la *brûler*, parce que je lui avais appliqué un de mes bras sur le dos, je pensai que je pourrais, à l'avenir, lui éviter cette douloureuse sensation, empêcher aussi qu'elle n'entendît le bruit ou qu'il ne lui fît mal, en employant le même moyen; je réussis complétement (1): les chiens font un tapage d'enfer, des ouvriers martellent, plusieurs personnes passent dans le corridor, la malade reste calme, elle n'est nullement agitée, elle n'éprouve pas la moindre sensation de brûlure.

Eh mais! le bruit ne me fait plus aucun mal, je l'entends fort bien cependant..... Que je suis bien! — Après un instant de silence: *je vois beaucoup d'étoiles sortir de vos doigts, mais elles n'ont pas toujours la forme d'étoile, cela ressemble à des rayons, à des lames de différente longueur.* — De quelle couleur? *bleue, — parfois d'un bleu rougeâtre..... Je sens qu'il faut que je me frictionne, chaque soir, le creux de l'estomac avec de l'éther magnétisé, cela me fera du bien; — vous le magnétiserez pendant dix minutes. — Je sens toujours qu'il faut que je sois saignée; — la seconde saignée sera faite quinze jours après la première.*

---

(1) Je continuai l'emploi de ce moyen jusqu'à ce que, l'état de la malade s'étant considérablement amélioré, elle cessât d'être impressionnée par le bruit, et d'éprouver une sensation de brûlure lorsqu'une personne venait à passer près d'elle.

Je me mets à magnétiser deux carafes d'eau et un flacon d'éther, séparément; *mais c'est assez magnétisé*, me dit la malade, *il y a vingt minutes que vous avez commencé*; c'est exact, et cependant ses yeux sont parfaitement fermés, et, de plus, elle tourne le dos à la pendule.

Je l'éveille à sept heures. — *Comme mes paupières sont collées! elles le sont plus que jamais! — je ne puis ouvrir les yeux.* — Je fais alors des passes transversales de chaque côté des yeux. — *Cessez, vous me faites mal, il ne faut pas m'en faire ainsi tant que je souffrirai autant de la tête.* Elle place une de mes mains sur son front, l'autre sur l'épigastre, et ouvre les yeux, mais difficilement, à demi, puis elle les referme en me disant: *c'est bien singulier, je n'ai jamais rien éprouvé de semblable, comme elles sont collées mes paupières!* — Elle ouvre les yeux pour la seconde fois, mais très-difficilement encore. — *Eh bien! quoiqu'ils soient ouverts, je ne vois pas — vous avez mis un voile devant.* La malade va dans sa chambre, en marchant à tâtons: — *je ne vois rien — je suis cependant bien éveillée; quand je dis bien, je me trompe, car j'ai encore sommeil. — C'est assez désagréable vraiment, mais j'aurais tort de m'en plaindre, car je suis, du reste, parfaitement; — de longtemps je n'ai été aussi bien. — Je vais prendre l'air, cela me réveillera peut-être.*

M. de T*** et moi nous descendons avec elle;

arrivée sur l'escalier, elle chancèle, s'arrête un instant avant de descendre. — Elle est tout à fait éveillée après quelques tours de promenade.

Trente-quatrième séance. 19 août. J'arrive à deux heures dix minutes. — La malade commence à souffrir de la tête — elle me dit qu'hier la soirée n'a pas été trop mauvaise, qu'elle a été très-calme de onze heures à deux heures moins le quart du matin; mais qu'elle a eu deux crises dans la matinée : la première à quatre heures, la seconde à dix.

Deux heures et demie. Vive agitation, délire complet. Je suis obligé de la faire asseoir de force, pour la magnétiser. Je lui fais des passes sur les jambes, et je lui applique une main sur l'épigastre.

Il fait un orage affreux, les premiers coups de tonnerre font tressaillir la malade; je lui applique une main sur le dos, et je lui magnétise la tête par insufflation, elle se calme; le bruit de la foudre ne lui fait plus aucun mal; plusieurs personnes passent dans le corridor, elle n'éprouve plus aucune sensation de brûlure. — Elle garde le silence.

Quatre heures. — *Oh! les belles étoiles bleues que je vois sortir de vos doigts. — Comme je suis calme!*

Quel jour se fera la première saignée? — *Je ne puis encore vous le dire. — La friction d'éther que je me suis faite sur le creux de l'estomac m'a bien soulagée. J'ai encore mal au flanc droit* (région hépatique); —*j'en souffre depuis bien longtemps déjà.*

Quatre heures et demie. J'éveille la malade: ses paupières sont aussi bien *collées* qu'hier soir; le réveil est aussi difficile; elle voit longtemps son père à travers un nuage, bien qu'il soit tout près d'elle; il lui semble être vêtu entièrement de noir, et cependant il porte un pantalon de coutil presque blanc et une cravate fond blanc.

La malade se met à son piano, et chante une étude; elle cesse à cinq heures moins trois minutes, car déjà elle souffre beaucoup de la tête; bientôt le délire a lieu, elle ne me reconnaît plus; elle se plaint de suffocations, elle tousse beaucoup (elle toussait depuis quelques jours); syncope suivie d'extase, que je fais cesser en lui appliquant une main sur l'épigastre, et en faisant, de l'autre, des passes à grand courant de la tête aux pieds; j'arrête assez souvent ma main au devant du sternum.

Après avoir gardé le silence un instant, la malade me dit: *J'ai beaucoup de sang dans la poitrine, j'en souffre beaucoup depuis quelques jours, et je ne vous l'ai pas dit, — je ne l'ai dit à personne, je ne l'ai pas même dit à moi-même, tant j'ai peur de devenir phthisique; — oui, c'est comme cela que la phthisie commence; — il est bien temps de m'ôter ce sang qui m'étouffe, qui me fait tant de mal! — Depuis trois semaines ma voix s'est bien affaiblie. — Voyez ce que je serais devenue sans vous. — Et qu'on dise encore que ma maladie n'était que nerveuse! — Avec cette croyance nerveuse......*

Il faut que je prenne beaucoup de précautions pour ma poitrine, que je ne me mouille jamais les pieds; il faut aussi que je porte pendant quelque temps du Cygne sur la poitrine.

Je trouve la peau de la malade brûlante depuis l'origine des bronches jusqu'à la partie supérieure du sternum; j'ausculte la poitrine : l'air circule très-difficilement dans les vésicules pulmonaires. Les deux poumons sont fortement engorgés, surtout le droit.

Les sangsues que je dois m'appliquer au creux de l'estomac, le seront de jeudi prochain en huit. — C'est demain qu'il faut m'en mettre aux reins. — Je me frictionnerai ce soir la poitrine et le creux de l'estomac avec de l'éther magnétisé. — Quand vous magnétiserez l'eau que je dois boire, ayez soin, je vous prie, de vouloir qu'elle soit chaude, elle fera plus de bien à ma poitrine.

Je fais des passes à la malade depuis la partie supérieure du sternum jusqu'aux pieds, en plaçant ma main transversalement. Elle me l'avait demandé.

Savez-vous bien qu'une interruption dans mon traitement me ferait le plus grand mal (les magnétisations commençaient à me fatiguer, et la malade s'en apercevait sans doute); *aussi combien je vous suis reconnaissante de votre dévouement!*

Sept heures. — Comment vous trouvez-vous? — *mieux, ma poitrine est plus libre.* — En effet, la malade tousse moins, la chaleur de la peau a diminué considérablement, et le murmure respiratoire se fait mieux entendre dans les poumons. Je l'éveille à sept heures et quart. — Elle tousse, je lui fais prendre un verre d'eau magnétisée.

Trente-cinquième séance. 20 *août.* J'arrive chez la malade à deux heures et quart. — Deux heures et demie. Vive agitation, délire. — Magnétisation semblable à celle d'hier. La malade entre difficilement en somnambulisme.

Les sangsues que je me suis appliquées ce matin ont fort bien pris, mais je n'ai pas perdu assez de sang.

Mon mal de poitrine vient de l'estomac; il s'est étendu: de l'estomac il a gagné la poitrine; tout cela est enflammé, rempli de sang.

Les eaux de Luxeuil m'auraient fait du bien si ma maladie avait été simplement nerveuse, mais le sang, le sang!!... et on ne voulait pas m'en tirer!

Si je ne souffrais pas autant des nerfs, trente ou quarante sangsues à la fois ne seraient pas trop, et on pourrait aussi me faire des saignées plus copieuses.

Puisque vous souffrez beaucoup de la tête vers cinq heures, et qu'alors vous délirez, vous ne me reconnaissez pas, voulez-vous, Mademoiselle, que je vous magnétise dès que vous ressentirez la moindre douleur? — *Je le veux bien, Monsieur.*

J'éveille la malade à quatre heures et demie, et je recommence un instant après à la magnétiser, c'est-à-dire dès qu'elle éprouve le moindre malaise; elle s'assied sur la causeuse avec le plus grand calme, mais l'agitation recommence à cinq heures moins quelques minutes, et bientôt le délire est complet; la malade se lève, ne veut plus que je la magnétise; elle tousse beaucoup; extase cataleptique, opisthotonos; — je continue à la magnétiser. — *J'ai mal là,* me dit-elle, avec l'accent de la plus vive douleur, en indiquant successivement la poitrine et l'estomac — *et j'ai bien froid aux pieds.* — Je fais des passes à grand courant depuis la poitrine jusqu'aux pieds; la toux se calme, les pieds se réchauffent.

Six heures et demie. — *Eveillez-moi, je vous prie, je me trouve bien, je ne souffre plus;* mais à peine éveillée, la toux et le délire recommencent, la malade a des envies de vomir, elle en a eu plusieurs dans la journée, je suis donc obligé de la magnétiser de nouveau et, pour ainsi dire, de force. Je lui magnétise la tête par insufflation, ainsi que je l'ai fait hier; ce moyen me réussit parfaitement, la malade se calme, elle me dit qu'elle en éprouve le plus grand soulagement.

Vous avez voulu que je vous éveillasse à six heures et demie, Mademoiselle, mais étiez-vous aussi bien que vous me l'avez dit? — *Non, Monsieur, non, je vous l'avouerai, je souffrais encore un peu, mais je l'ai voulu parce que vous deviez être très-fatigué; maintenant je suis bien, je vous assure, vous pouvez m'éveiller.*

Il est sept heures. J'ai donc magnétisé la malade pendant quatre heures et demie, à peu près.

Trente-sixième séance. 21 *août.* — J'arrive chez la malade à deux heures vingt minutes. — Au moment où je montais chez elle, Madame de T*** me rencontre sur l'escalier et me prie de descendre pour voir une de ses domestiques; ma visite est assez longue : cette femme est atteinte d'une maladie grave, d'un commencement d'hypertrophie du cœur. — Je me mets en retard de dix minutes.

Je trouve Mlle Valérie en proie à l'agitation la plus violente, au délire le plus complet; il me faut beaucoup plus de temps que ces jours passés pour la calmer, et la mettre en somnambulisme.

J'aurai une crise à chaque demi-heure. — Cependant, Mademoiselle, ces jours derniers je n'ai pu vous magnétiser à deux heures et demie précises, à cause de la résistance que vous m'opposiez dans votre délire; — *c'est vrai, mais vous étiez là, près de moi, et vous agissiez sur moi. Il faut donc vouloir que je ne souffre pas à chaque demi-heure; peut-être l'obtiendrez-vous, sinon entièrement, du moins en partie.*

Le sang s'est fortement porté à ma poitrine ce

matin, j'ai eu une faiblesse. — Il faut que je prenne beaucoup de précautions pour que mes poumons ne soient pas très-sérieusement attaqués; — il est bien important que j'aie toujours les pieds chauds. — J'étais bien loin de croire que je serais, un jour, obligée de prendre tant de précautions pour ma poitrine qui, jusqu'ici, a été si bonne! — C'est demain que je dois m'appliquer des sangsues sur les seins, j'en mettrai seize au lieu de douze, huit sur chaque.

Ah! quelle lumière dans cette chambre! (et cependant les persiennes sont fermées à cause de l'excessive chaleur).

A chaque demi-heure la malade éprouve un peu d'agitation, quelques contractions musculaires, principalement dans la direction de l'axe cérébro-spinal, mais rien de plus. Je l'éveille à quatre heures et demie, en lui plaçant une main sur le front; elle ouvre les yeux, mais difficilement, elle ne voit pas bien, je suis obligé de replacer ma main sur son front, et de vouloir, plus fortement encore, qu'elle s'éveille.

La malade se met à son piano; elle y a une crise semblable à celle qu'elle m'annonçait toujours pendant la séance de deux heures et demie à quatre heures et demie. — Je le répète une fois encore pour n'y plus revenir. — Cette crise commence par une syncope, ainsi que cela avait presque toujours lieu, puis il y a extase suivie de beaucoup d'agitation, de délire ; je la magnétise et je la mets en somnambulisme ; le délire cesse, la malade me reconnaît, elle s'endort du sommeil le plus calme et ne s'éveille qu'à six heures moins dix minutes, mais sans sortir de l'état somnambulique ; c'est le froid aux pieds qui l'a éveillée ; elle souffre de l'estomac, de la poitrine et de la tête, elle tousse ; je lui magnétise les jambes à grand courant, elle se trouve mieux après douze minutes de magnétisation et se rendort jusqu'à six heures trente-cinq minutes. — Elle est calme, et je l'éveille tout à fait, c'est-à-dire que je la fais sortir de l'état somnambulique.

Dix minutes après, la malade a une extase cataleptique, son tronc se renverse fortement, l'opisthotonos est très-prononcé, les yeux sont fixes, la pupille dirigée en haut ; je place un de ses bras horizontalement, ce membre conserve la position que je lui ai donnée ; — la malade est une statue !

Cet état dure quatre minutes, puis le globe de l'œil éprouve un mouvement continu et précipité de rotation de droite à gauche et de gauche à droite, auquel succèdent une vive agitation, des cris convulsifs, des sanglots, une sensation de strangulation, puis du délire.

Je la calme en la magnétisant un instant, sans la mettre toutefois en somnambulisme.

Il est sept heures, le temps me presse, je suis obligé de la quitter.

M. de T*** me dit que depuis quelques jours

la malade a une crise assez violente après mon départ ; « cette crise, me dit-il, commence, ainsi que vous l'avez observé aujourd'hui, par une syncope presque toujours suivie d'extase, et souvent aussi du renversement du tronc en arrière (opisthotonos). »

Trente-septième séance. 22 août. Deux heures et quart. La malade est agitée, le délire est complet ; je la magnétise à deux heures et demie.

Après être entré en somnambulisme, elle garde le silence pendant quelque temps, ainsi qu'elle avait l'habitude de le faire ; elle paraît se recueillir, étudier son état, en prendre connaissance.

C'est jeudi prochain que je dois m'appliquer des sangsues au creux de l'estomac ; je m'en mettrai vingt-cinq au lieu de vingt. — *Il me faudra aussi des sangsues là* (la malade indique la région génitale), *mais je ne puis encore vous dire quel jour.*

Les sangsues de ce matin ont-elles bien pris ? — *Fort bien ; après leur chute le sang a coulé pendant une heure ; mais je ne sais pas si je les ai toutes bien placées, j'avais très-mal à la tête ce matin.* — La malade se palpe le sein droit. — *Non, elles n'ont pas été très-bien appliquées sur ce sein, je devais les mettre un peu plus bas.*

J'éveille la malade à quatre heures et demie ; elle est calme.

Elle se met à son piano.

Sans lui en parler, je vais près de sa mère que je trouve souffrante; je cause avec elle de sa santé, je lui touche le pouls; je reste avec elle de dix minutes à un quart d'heure, puis je reviens chez ma malade que je retrouve dans la chambre où je la magnétise chaque jour, et où elle était restée avec son père. — Je dois prévenir le lecteur que cette pièce est séparée par une autre de celle où se trouvait Madame de T*** quand je fus la voir, il était donc impossible à la malade de nous entendre. — Je trouve Mlle Valérie extrêmement agitée, en proie à un violent délire; je veux la magnétiser, elle quitte la chambre avec précipitation, et se sauve sur l'escalier; je la prends par le bras, et je veux la conduire sur la causeuse; elle fait tous ses efforts pour m'échapper, et elle y parvient; elle se sauve dans un coin de l'appartement, se cache derrière un meuble, et au moment où je me dispose à la prendre de nouveau par le bras, — *oh! je vous en supplie*, s'écrie-t-elle avec l'accent de la douleur la plus déchirante, *ne me touchez plus, vous m'avez fait un mal affreux!* — Pensant que cette opposition n'est que le résultat du délire, n'est autre chose que ce qui a lieu chaque jour, depuis quelque temps, j'insiste pour la magnétiser; mais elle s'échappe de nouveau de mes mains, en poussant des cris aigus: *Cessez, cessez, ne me touchez plus*, me dit-elle, *vos mains me font horriblement mal, vous ne m'endormirez pas, — non, vous ne m'endormirez pas.* — Mais il le faut, Mademoiselle, vous le savez bien. — Je m'approche de nouveau pour la magnétiser, elle se recule, et me regarde d'un air menaçant; je reste à ma place, en lui répétant qu'il faut cependant que je la magnétise, qu'elle m'a recommandé de la mettre chaque jour en somnambulisme à pareille heure.... La malade garde le silence un instant, elle est presque en extase, puis elle me dit, d'une voix et d'un air inspirés, une main tendue vers sa chambre: .... *puisqu'il le faut, allez là, vous y trouverez de l'éther que vous magnétiserez avec l'intention que vos mains ne me fassent plus mal; vous aurez soin d'en verser dessus et de les bien frotter.* — Je le fais. Au moment où je sortais de sa chambre, la malade s'approche de moi, mais avec précaution, en se tenant à distance; le cou tendu vers moi, elle me flaire; du bout des doigts, elle me touche les mains, puis les bras. — *Vous en avez encore sur les bras et sur le devant de votre redingotte, ôtez cela;* — je passe mes mains sur mes bras et sur le devant de ma redingotte; elle me flaire et me touche de nouveau: — *c'est bien, il n'y en a plus.* — Elle place une de mes mains sur son front, et me fait signe de lui faire, de l'autre, des passes à grand courant, depuis le haut de la poitrine jusqu'aux pieds. Elle entre en somnambulisme.

Pourquoi donc, Monsieur, m'avez-vous fait si mal tout à l'heure? — d'abord, Mademoiselle, je n'en avais certes pas l'intention, soyez-en bien persuadée ; puis je ne sais vraiment ce qui en a été cause. — *Comment vous ne savez pas ?* (1) — Mais non. — *Quand vous avez voulu me magnetiser, vous veniez de quitter ma mère, vous l'aviez touchée, vous aviez de son fluide sur vous ; et, maintenant, son fluide et le mien se contrarient, sont antipathiques ; — voilà pourquoi j'ai tant souffert quand vous m'avez touchée ; — mais à présent je n'ai plus mal, je suis bien.*

En effet, la malade est très-calme ; elle s'endort, et ne s'éveille qu'à sept heures moins dix minutes. D'après sa demande, je mets fin à l'état somnambulique à sept heures.

Trente-huitième séance. 23 août. J'arrive chez la malade à deux heures vingt-cinq minutes ; elle est très-agitée, elle tousse beaucoup ; le délire est complet à deux heures et demie. Je la magnétise, et je parviens à la mettre en somnambulisme après une assez vive opposition.

Trois heures. La malade est calme, elle s'endort profondément et ne s'éveille qu'au bout d'une heure, sans sortir, je le répète encore, de l'état somnambulique ; je ne la sors de cet état qu'à quatre heures et demie, ainsi que je le faisais chaque jour, d'après

(1) Les somnambules sont, pour la plupart, très-étonnés quand on ne sait pas ce qu'ils savent, quand on ne voit pas ce qu'ils voient.

sa recommandation. Pendant cette dernière demi-heure de somnambulisme, la malade a été très-calme, presque gaie, mais elle a toussé plusieurs fois.

A peine éveillée, la malade se met à son piano ; à cinq heures moins dix minutes, elle a une crise qui commence par de l'extase, le regard est fixe, la pupille dirigée en haut, puis le tronc se renverse fortement en arrière, l'opisthotonos est très-prononcé. Cet état est suivi d'une agitation extrême, la face est vultueuse, le délire est complet.

Je veux la magnétiser : vive opposition ; j'y parviens cependant : elle se calme ; elle entre en somnambulisme.

Cinq heures et demie. La malade continue à tousser : — *Oh ! que j'ai mal à la tête et à la poitrine, j'étouffe, il faut ouvrir une fenêtre ; — oui, j'ai trop de sang à la poitrine, elle en est remplie ; — sentez donc mon haleine : — quelle odeur de sang ! n'est-ce pas ?*

En effet c'est une odeur de sang très-prononcée, odeur fade, odeur de boucherie.

J'ai très-froid aux pieds. — Je magnétise la malade depuis l'épigastre jusqu'aux pieds, en allant très-vîte ; malgré cela la toux persiste ; Mlle Valérie expectore plusieurs fois, ses crachats sont spumeux et sanguinolents, ils ont une teinte rosée assez marquée.

Après une demi-heure de magnétisation à grand

courant, les extrémités se réchauffent; la tête et la poitrine se débarrassent un peu, la toux se calme, la malade s'endort; son sommeil me paraît bon, réparateur, la poitrine s'élève et s'abaisse assez régulièrement, la toux s'éloigne de plus en plus.

Sept heures moins dix minutes. La malade vient de s'éveiller : — *Quel bien vous m'avez fait!* (j'ai continué à la magnétiser pendant qu'elle dormait) — *et vous m'en faites chaque jour davantage. Je suis bien, éveillez-moi.*

Depuis quelque temps des modifications fort importantes ont eu lieu dans l'état de la malade.

J'ai dit, dès le commencement de mon Journal, que Mlle Valérie était, depuis longtemps, fort mal réglée, que souvent plusieurs mois se passaient sans que la menstruation apparut, qu'en un mot cette fonction était à peu près nulle chez elle. Et il ne pouvait en être autrement : depuis longtemps la circulation se faisant mal, le sang et le fluide nerveux étant inégalement répartis, (Mlle Valérie éprouvait souvent des crampes, de l'engourdissement qui allait quelquefois jusqu'à la paralysie) l'assimilation était difficile, incomplète; plusieurs organes se trouvaient à l'état de congestion, d'inflammation chronique; ils devaient donc mal fonctionner.

J'ai dit aussi qu'une application de sangsues que

je lui avais prescrite le 4 juillet, avait fait paraître les règles deux jours après, mais très-faiblement et pendant un seul jour.

Sous l'influence du traitement magnétique et des moyens indiqués par la malade, la menstruation apparaît de nouveau le 6 août, faiblement aussi, il est vrai, mais elle dure beaucoup plus longtemps: elle dure plusieurs jours, et, chose très-remarquable et fort importante, grâce à ce traitement, déjà nous avons obtenu de la régularité, puisqu'il y a juste un mois entre les deux époques menstruelles.

Le 9 août, pendant que la menstruation se fait encore, mais, je l'ai déjà dit, fort mal, avec de fréquentes interruptions, la malade se plaint d'éprouver des douleurs de tête plus violentes que de coutume; ces douleurs se font surtout sentir à la région frontale, à l'occiput, au cervelet; elles augmentent chaque jour, et, le 12 août, je trouve Mlle Valérie en proie à un délire très-prononcé; dans son délire, elle ne me reconnaît pas, elle s'oppose à ce que je la magnétise. Je veux savoir quelle est la cause de cette perturbation; elle me dit que c'est parce qu'elle devrait, sans le magnétisme et les applications de sangsues qui ont été faites, être atteinte, alors, d'une fièvre cérébrale, *qu'elle en est sûre, qu'elle le sent fort bien;* elle ajoute que cette fièvre cérébrale aurait été d'une intensité extrême, se serait compliquée de paralysie, et qu'elle en serait morte dans le mois de septembre suivant.

Ainsi, le magnétisme et les émissions sanguines ont enrayé un mal qui devait être funeste, mais ils n'ont pu empêcher que la malade n'en ressentît d'assez violentes atteintes qui se manifestèrent par des douleurs d'une intermittence parfois irrégulière et par un délire d'une intermittence presque toujours régulière. Singulier phénomène, phénomène bien étrange, du plus haut intérêt, qui n'est point sans exemple cependant, et qui, notamment, a été observé, avec certaines modifications toutefois, par M. le Docteur Despine, chez Madame Thérèse, religieuse de St.-Pierre (1). Cette malade était atteinte d'une affection très-grave qui avait pour principal caractère, un délire qui se représentait tous les sept ou huit jours, et qui durait régulièrement vingt-quatre heures.

Je reviens à ma malade. — Peu de jours après l'apparition de ce délire intermittent, Mlle Valérie se plaint de souffrir de la poitrine; elle y éprouve de la chaleur, elle tousse beaucoup, elle respire difficilement, surtout à certaines heures qui coïncident avec le délire; elle a de la fièvre, elle expectore quelques crachats sanguinolents. A cette époque aussi, la malade souffre davantage de l'estomac, et

---

(1) *Voy.* De l'emploi du magnétisme animal et des eaux minérales, dans le traitement des maladies nerveuses, par M. le Docteur Despine (père), Médecin-Inspecteur et Directeur des eaux d'Aix en Savoie. Paris, 1838, tome 1er, page 247 et suivantes.

elle me dit que cet organe est le point de départ de l'affection cérébrale et pulmonaire, qu'*elle le sent;* l'utérus et ses vaisseaux n'y sont pas non plus étrangers. Elle attend avec impatience le jour de la saignée qu'elle s'est prescrite, mais il serait, dit-elle, très-imprudent de la faire plus tôt, l'affection nerveuse s'y oppose. A cela je n'avais rien à objecter, car je sais, avec tous les Médecins, qu'une maladie nerveuse est presque toujours aggravée par des émissions sanguines trop réitérées et trop abondantes.

La malade continue à proscrire toute espèce de viande de son régime alimentaire, elle ne veut que des légumes; elle veut, il est vrai, que ces légumes soient accommodés au jus, mais plus tard elle sent que le jus ne convient pas à son estomac, et elle se les prescrit au bouillon gras *très coupé d'eau;* cette alimentation est à peu près un régime maigre, et en disant que le maigre ne lui convenait pas, Mlle Valérie ne voulait parler que du beurre et de la crême, substances qui constituent en grande partie ce régime. La viande, en effet, pouvait-elle convenir à une malade aussi tourmentée par le sang? à une malade chez laquelle les principaux organes, les organes essentiels à la vie étaient fortement congestionnés? Non, certes. — Puis, Mlle Valérie n'était-elle pas atteinte aussi d'une affection névropathique extrêmement grave, n'était-elle pas cataleptique? et, ainsi que l'a très-souvent observé

M. le Docteur Despine chez Mlle Estelle (1), presque tous les malades atteints de cette affection ont une appétence très-manifeste pour le régime végétal, et une horreur non moins prononcée pour la viande. L'explication qu'il en donne me paraît très-ingénieuse et parfaitement admissible, du moins à mon sens, car je n'impose mon opinion à personne; je n'y suis pas plus disposé qu'à me soumettre à une croyance qui ne serait pas la mienne.

Lorsque la malade commença à ressentir l'influence de cette affection cérébrale, les accès de catalepsie-hystérique devinrent plus fréquents, l'opisthotonos eut lieu plus souvent aussi. Ce dernier phénomène se présenta sans doute plus fréquemment alors, parce que l'irritation du cerveau et de la moëlle épinière était parvenue à son apogée, parce que l'engorgement des vaisseaux cérébraux et cérébelleux était extrêmement prononcé; le sang de la malade étant très-plastique, très-riche en fibrine, ainsi qu'on le verra plus tard, circulait difficilement, était mal réparti.

Voilà comment je m'explique le redoublement d'accès de catalepsie accompagnée d'opisthotonos, chez ma malade; telle est aussi, à peu près, l'explication que donne le Docteur Petetin (2) de la

---

(1) *Voyez* ouvrage cité, N° VII, page 147 et suivantes.

(2) *Voyez* Electricité animale, par M. Petetin, Docteur-Médecin, Président honoraire et perpétuel de la Société de médecine de Lyon, etc. Paris, 1808, pages 166 et 167.

coïncidence de ces deux phénomènes ; j'ajouterai que, sous le rapport de la catalepsie hystérique, j'ai observé, chez Mlle Valérie, beaucoup d'analogie avec plusieurs malades atteints de la même affection, dont parle le Docteur Petetin (1).

Je ne finirai pas cette récapitulation sans appeler l'attention du lecteur sur un des faits qui m'ont le plus frappé dans tout le cours du traitement de Mlle Valérie : je veux parler des souffrances si aiguës que je lui occasionnai et de la scène si déchirante et si pleine d'intérêt qui en fût la suite, quand je la magnétisai, tout couvert que j'étais, *m'a-t-elle dit*, du fluide magnétique de sa mère.

Si je n'avais d'autres preuves encore de l'existence de cet agent, celle-là me suffirait, et je me range entièrement de l'opinion de M. le Docteur Kühnholtz (2), de Montpellier, Médecin des plus érudits, partisan très-éclairé du magnétisme animal, et qui a fait, à l'endroit du *fluide magnétique*, des expériences qui me paraissent irréfragables.

Maintenant, revenons à nos séances.

---

(1) *Voyez* ouvrage cité.

(2) *Voyez* Du magnétisme animal et du somnambulisme artificiel, par M. H. Kühnholtz, Bibliothécaire et Professeur-agrégé de la Faculté de médecine de Montpellier, etc. Paris, 1840, pages 19, 20, 21, 22 et 23.

Trente-neuvième séance. 24 août. Deux heures et demie. La malade a du délire; je la magnétise après un peu d'opposition, et je la mets en somnambulisme.

Elle tousse beaucoup, son haleine a une odeur de sang très-prononcée; le pouls est dur et fréquent. — Sommeil assez calme de trois heures à quatre.

Quatre heures. — *Comme je suis bien! quel bon sommeil! — J'ai eu deux faiblesses avant votre arrivée, — c'est l'estomac qui en est cause; il est encore bien malade!*

Si vous saviez le bien que vous me faites en me magnétisant, et le mal que me fait tout autre que vous, en me touchant!

Quelle est donc, Mademoiselle, la cause de cette souffrance que vous fait éprouver toute autre main que la mienne? — *C'est un effet du magnétisme.* — Veuillez m'expliquer cet effet: — *les fluides se contrarient, voilà tout ce que je puis vous dire. — Hier, je disais à maman que je vous devais la vie.... elle ne comprend pas bien cela, mais, moi, je le comprends pour elle.*

Quatre heures et demie. Je fais sortir la malade de l'état somnambulique. Elle se met à son piano.

Cinq heures moins cinq minutes. Syncope, extase suivie de délire.

Six heures moins le quart. La malade est en somnambulisme.

Lorsque j'ai un accès de catalepsie, je souffre

horriblement de la tête, cette douleur cesse quand vous me touchez.

Après avoir gardé le silence un instant, la malade me dit : *je sens qu'on n'a pas appliqué à maman les sangsues qu'on devait lui mettre aujourd'hui au creux de l'estomac.* (Madame de T*** devait, en effet, s'appliquer aujourd'hui des sangsues à l'épigastre). Vous êtes dans l'erreur, Mademoiselle, elles ont été appliquées. — Je voulais éprouver sa lucidité. — *C'est bien vous qui y êtes, je sens fort bien qu'elles ne l'ont pas été, et je ne me trompe pas........... Ah! c'est parce que le cocher a oublié de les apporter.* — La malade a parfaitement raison, ces sangsues n'ont pas été appliquées parce que le cocher, celui-là même qui m'a amené à deux heures et demie, a oublié de les apporter, et personne n'a pu le lui dire, car pendant que le cocher dételait, je suis monté chez la malade que j'ai trouvée en crise ; je l'ai magnétisée, et, jusqu'à ce moment-ci, elle n'est pas sortie de l'appartement où nous sommes, elle n'a communiqué qu'avec moi et avec M. de T*** qui était avec elle quand je suis entré, et qui est resté avec nous pendant toute la séance, sans communiquer non plus avec personne.

Je ne puis donc attribuer ce que la malade vient de me dire qu'à l'état magnétique où elle se trouvait, qu'à une faculté somnambulique.

Je l'éveille à six heures et demie ; elle est calme.

Quarantième séance. 25 *août.* Deux heures et demie. La malade a sa crise habituelle accompagnée de délire ; elle tousse beaucoup.

Je la mets en somnambulisme, elle continue à tousser.

Mon Dieu que je souffre ! — le sang me porte beaucoup à la poitrine. — La malade a les pommettes très-colorées, le pouls dur et fréquent. — *Il ne faudrait qu'un refroidissement pour rendre ma poitrine bien malade.* — Je lui fais, d'après son indication, des passes à grand courant de la tête aux pieds ; au bout d'un quart d'heure la toux se calme.

Quel soulagement vous m'avez procuré ! vous avez fait descendre le sang. — La respiration est moins gênée, les pommettes sont moins colorées, le pouls est plus calme. — *Je veux aller à Metz demain pour commander un bracelet ; j'y passerai une demi-heure.*

Trois heures et demie. La toux, qui s'était calmée, recommence, mais elle est moins fréquente qu'au commencement de la séance. — *Que le sang me tourmente aujourd'hui ! — j'ai mal à la gorge, c'est aussi le sang qui en est cause ; — mais quand vous n'êtes pas là, quand je ne suis pas magnétisée, je souffre bien plus.*

Ce matin, en m'éveillant, j'avais très-mal à l'estomac : j'ai bu quatre verres d'eau magnétisée qui m'ont fait le plus grand bien. — Dites-moi donc, Monsieur, vous ai-je encore dit aujourd'hui, au commencement de la séance, que je ne vous reconnaissais pas? — Oui, Mademoiselle, vous me l'avez encore dit. — *Mon Dieu! c'est le sang qui en est cause, par fois il me rend folle.*

J'éveille la malade à quatre heures et demie.

Crise à cinq heures moins quatre minutes, délire, opposition; je lui magnétise la tête par insufflation, ce que j'ai déjà fait plusieurs fois, surtout pendant le délire, cela me réussit fort bien, la malade se calme et me reconnaît; elle entre en somnambulisme. Elle souffre de la poitrine, et me demande des passes de la tête aux pieds. — *J'ai mal à l'estomac et aux reins, j'ai froid entre les épaules; — j'éprouve un singulier malaise. C'est tout à fait ce que je ressens quelques jours avant mon époque.*

Six heures et demie. — *Eveillez-moi; —* êtes-vous bien? — *Oui.* — Si vous voulez rester encore un instant en somnambulisme? — *Non, éveillez-moi.*

Quarante-et-unième séance. 26 août. Crise semblable à celle d'hier, magnétisation à deux heures et demie. Somnambulisme.

La voiture m'a un peu fatiguée, aussi je n'irai plus à Metz de longtemps. — J'ai beaucoup toussé ce matin, j'ai trouvé ma mère en larmes de m'avoir entendue. — Si je vous magnétisais une des bagues que vous portez, Mademoiselle, cela vous ferait-il du bien? — *Certainement, Monsieur, tenez, magnétisez-moi celle-là.*

Quatre heures et demie. J'éveille la malade, elle est calme. Elle se met à son piano ; elle y a une crise à cinq heures moins quatre minutes, je la magnétise et je la mets en somnambulisme ; elle se plaint de souffrir de la tête et de la poitrine, elle tousse souvent. Je l'éveille à sept heures moins un quart ; elle est assez bien.

Quarante-deuxième séance. 27 août. J'arrive à deux heures et quart. La malade est en crise ; je la magnétise à deux heures et demie ; elle entre en somnambulisme.

Faites-moi des passes depuis le bas-ventre jusqu'aux pieds. — Et pourquoi pas depuis la tête jusqu'aux pieds? — *Parce que maintenant cela me ferait mal.* — Pourquoi? — *Parce que j'approche de mon époque, et que je suis sous l'influence de cette fièvre cérébrale. — Faites ce que je vous dis, — il le faut, je le sens.*

Quel effet a produit la bague magnétisée? — *je l'ai mise au moment où j'éprouvais de violentes douleurs : elle m'a un peu soulagée. — Magnétisez-la encore aujourd'hui.*

Quatre heures vingt-cinq minutes. La malade est assez souffrante ; le malaise occasionné par l'approche de la menstruation en est cause ; mais elle souffre beaucoup plus encore, me dit-elle, lorsqu'elle n'est pas magnétisée.

Quatre heures et demie. Comment serez-vous à votre réveil? — *pas bien, mais il faut m'éveiller, je souffrirais beaucoup si, maintenant,* (1) *je restais plus longtemps en somnambulisme.*

La malade se met à son piano; je cause avec son père (elle nous tourne le dos); dans la conversation, me tenant assez près de M. de T***, il m'arrive plusieurs fois de le toucher, par mégarde, du bout des doigts.

Cinq heures moins un quart; la malade a sa crise habituelle, mais elle est plus agitée que de coutume. Je veux la magnétiser: *retirez vos mains*, s'écrie-t-elle, *vous me faites mal, — vous me brûlez — je ne vous connais pas.* — Après avoir gardé le silence un instant, elle ajoute avec l'air de la plus vive anxiété: *Où est il? — laissez-moi sortir, je vous en supplie, que j'aille le chercher — il me fait toujours du bien, lui. — Je ne me rappelle pas son nom.* — Je me nomme. — *Oui, vous avez dit son nom, — où est-il? — dites-le moi, je vous en prie. — Allez le chercher, ou laissez-moi y aller.* — Mais c'est moi. — *Non, ce n'est pas vous. — Vous me faites mal, et lui me fait toujours du bien;*

---

(1) Le lecteur comprend sans doute que par *maintenant* la malade veut dire quatre heures et demie, heure du premier réveil.

— *oh! je vous en supplie, laissez-moi sortir que j'aille le chercher!* — je m'oppose à ce qu'elle sorte. — *Ah! voilà la chaise où il s'assied tous les jours;* — *il y était tout à l'heure.* — Elle s'y place, et paraît s'y trouver délicieusement; elle flaire la chaise, la caresse, frotte son dos sur le sien.

Que je suis bien là; — *il y était!*

Ne sachant que faire pour la magnétiser sans qu'elle ne souffre, je veux me frotter les mains avec de l'éther que je trouve dans sa chambre, mais ce n'est plus celui que j'ai magnétisé hier; il n'en restait que fort peu, elle s'en est servi, et le flacon a été rempli de nouveau, ce matin, par le pharmacien; alors il me vient en tête de passer mes mains sur mon cahier de notes; je roule aussi mon crayon et mon canif entre mes doigts, puis je la touche; elle me prend la main, et après l'avoir laissée un instant dans la sienne: — *vous lui ressemblez un peu;* — *oui, vous avez quelque chose de lui, mais vous n'êtes pas lui.*

Tout à coup elle se lève, se dresse de toute la hauteur de sa taille, et me dit d'une voix sonore et inspirée: *laissez-moi aller dans ma chambre.* — Elle en revient avec la bague que je lui ai magnétisée hier, me la passe au doigt, et me dit: *je vous reconnais maintenant;* — *oui, c'est bien* lui.

Je la mets en somnambulisme.

Vous m'avez fait bien mal tout à l'heure. — Pourquoi donc? — *Parce que vous aviez touché papa.* — Après avoir gardé le silence un instant, elle ajoute : *j'ai été poussée, par mon instinct de conservation, à aller vous chercher la bague magnétisée, comme je l'ai été dernièrement à vous dire de vous frotter les mains avec de l'éther ;* — mais vous avez moins tardé dernièrement à m'indiquer ce moyen qu'aujourd'hui à me donner la bague magnétisée. — *C'est vrai, — c'est qu'aujourd'hui je souffre beaucoup plus, et plus je souffre, moins je sens facilement ce qui m'est nécessaire, ce qui m'est bon.* — En effet, j'ai plusieurs fois remarqué, déjà, que la malade est d'autant plus lucide qu'elle est plus calme, qu'elle souffre moins.

Quarante-troisième séance. 28 août. J'arrive chez la malade à deux heures et quart ; elle a sa crise habituelle à deux heures vingt minutes : syncope, extase suivie de délire ; je la mets en somnambulisme à deux heures et demie.

D'après sa recommandation, je lui fais des passes à grand courant depuis l'hypogastre jusqu'aux pieds. Elle tousse souvent, et se plaint de ce malaise, précurseur de la menstruation, qu'elle éprouve depuis deux jours.

C'est demain que je dois m'appliquer vingt-cinq sangsues au creux de l'estomac ; j'en éprouverai beaucoup de soulagement, — mais il faudra du temps encore pour que mon estomac aille tout à fait bien.

Je vous en prie, Monsieur, promettez-moi de ne pas me quitter avant que je ne sois entièrement guérie. — Je vous le promets, Mademoiselle, soyez, quant à cela, en pleine sécurité.

Je l'éveille à quatre heures et demie.

La seconde séance somnambulique est précédée d'une crise semblable à celles qui ont lieu depuis quelque temps. La malade souffre de la tête et de la poitrine, elle tousse assez souvent, mais cette séance n'offre du reste rien qui soit à noter.

Je l'éveille à sept heures. Elle boit un verre d'orgeat magnétisé.

Avant de me retirer, je fus chez Madame de T*** qui était souffrante; je la trouvai avec Madame de St.-O***. Ces dames m'accablèrent de questions sur la santé de la malade, et se récrièrent sur la longueur du traitement. Le magnétisme, leur avait-on dit, devait guérir très-promptement les maladies les plus anciennes et les plus graves.........

Mlle Valérie, qui ne pouvait ni nous voir ni nous entendre, m'envoya son père pour me dire qu'elle *nous* entendait et que *nous* lui faisions très-mal. Je me hâtai de mettre fin à notre conversation, en me retirant.

Au moment où j'allais monter en voiture, je rencontrai la malade sur le seuil de la porte de la salle à manger qui est au rez-de-chaussée; je la trouvai en proie à un tremblement nerveux très-prononcé; *vous avez*, me dit-elle d'une voix saccadée, *parlé de moi à Maman; — je l'ai bien senti; vous m'avez fait très-mal.*

La malade me paraît disposée à une syncope, à une crise, mais je ne puis rester près d'elle plus longtemps.

Quarante-quatrième séance. 29 août. J'arrive chez la malade à deux heures un quart. M. de T*** me dit qu'elle a eu hier, immédiatement après mon départ, une syncope suivie d'une crise assez longue, que rien n'a pu la calmer, ni l'eau ni la bague magnétisées; qu'elle a bu de l'eau magnétisée, mais qu'elle l'a rendue.

Deux heures et demie. Elle est en crise; je veux la magnétiser, elle m'oppose une vive résistance. — Je ne veux, lui dis-je, vous faire que du bien, — *oui, du bien maintenant,* me répond-elle, *et plus tard du mal, — comme hier soir.* Je parviens cependant à la mettre en somnambulisme. — *Je me suis donc appliqué ce matin vingt-cinq sangsues au creux de l'estomac, elles ont bien pris.* — Quand se fera la saignée du pied? — *je ne puis vous le dire maintenant, je ne le sens pas bien, je vous le dirai plus tard. — De samedi prochain en huit il me faudra quinze sangsues sur l'aine gauche, où j'ai un amas, une vraie poche de sang; — le sang coulera pendant quatre heures; — il ne faut pas attendre plus longtemps pour les mettre; j'en souffre trop.*

La malade tousse souvent, elle éprouve toujours le malaise précurseur de la menstruation, il est même plus prononcé aujourd'hui.

Je l'éveille à quatre heures et demie.

Crise à cinq heures moins dix minutes. Je la magnétise; elle entre en somnambulisme, et garde le silence jusqu'à six heures; — elle me paraît être concentrée en elle-même.

Six heures. *La saignée du pied sera faite d'aujourd'hui en* 15, *et les sangsues du bas-ventre* (elle indique la région génitale) *seront appliquées mardi prochain. — Que je souffre! j'ai de bien violentes coliques. — Je crois que cela viendra cette nuit, — oui, j'en suis sûre*, (la menstruation s'est en effet déclarée cette nuit).

Mais si votre époque se déclare cette nuit, pourquoi alors des sangsues mardi prochain? — *Je ne sais, mais je sens qu'elles me seront nécessaires; — il m'en faudra quatorze.*

Je l'éveille à sept heures, elle est assez calme.

Quarante-cinquième séance. 30 *août.* J'arrive chez la malade à deux heures vingt-cinq minutes. Sa crise est plus forte que de coutume. Je la magnétise à deux heures et demie. L'agitation continue, la toux est très-fréquente, les pommettes très-colorées, le pouls dur, accéléré : cent vingt-cinq pulsations par minute. Mlle Valérie, pour complaire à sa mère et aussi pour m'obliger, était allée passer ce matin une heure dans la chambre de Mme de T**, qui la reçut très-froidement parce qu'avant-hier soir elle m'avait envoyé son père pour nous prier de cesser notre conversation à son sujet. Cette froideur et des reproches auxquels le magnétisme ne fut pas étranger, irritèrent violemment la malade. *Mes règles étaient venues cette nuit*, me dit-elle, *mais elles se sont arrêtées ce matin; — j'ai eu une crise affreuse.*

D'après son indication je lui fais, pendant une demi-heure, des passes à grand courant depuis l'hypogastre jusqu'aux pieds; malgré cela la menstruation ne se rétablit pas.

La malade est très-agitée; elle a plusieurs visions, du délire: les yeux tournés vers le lit de sa mère, (j'ai déjà dit que je magnétisais Mlle Valérie dans la chambre à coucher de Mme de T***) elle s'écrie avec effroi: — *la voilà, voyez-vous*; — *elle ne veut pas que je guérisse*, — *elle creuse ma tombe!* — La malade se rapproche de moi — *Oh! ne me quittez pas, je vous en prie, sans vous je suis perdue! vous ne me quitterez pas, n'est-ce pas?* — Certainement non, Mademoiselle, rassurez-vous donc, et calmez-vous. — *Je ne vous connais pas, mais vous me faites du bien.* — Enfin le délire cesse, la malade me reconnaît; je continue à la magnétiser sans obtenir, toutefois, le rétablissement de la menstruation. — *Veuillez que l'eau que vous me magnétiserez soit bien chaude,* *qu'elle fasse bien circuler mon sang, veuillez en autant pour le flacon d'éther.*

Quatre heures et demie sonnent. J'éveille la malade très-facilement; l'état somnambulique était fort peu prononcé. Elle cause avec son père, mais il y a encore chez elle beaucoup d'agitation, sa voix est saccadée. La seconde crise a lieu plus tôt que de coutume, elle commence par une syncope suivie d'extase, puis d'aphonie. — L'extase est accompagnée d'opisthotonos aussi prononcé que jamais. — Je la magnétise et la mets en somnambulisme: la toux est très-fréquente, la face vultueuse, le pouls toujours dur et fréquent. La malade se plaint de souffrir beaucoup de la tête et de la poitrine; elle expectore plusieurs crachats très spumeux et mêlés de sang. La menstruation n'est toujours pas rétablie; elle a encore plusieurs visions; elle me demande des passes depuis l'hypogastre jusqu'aux pieds; je les fais tantôt à grand courant, tantôt lentement. Elle me prie aussi de lui en faire lentement le long de la colonne vertébrale où elle souffre beaucoup, surtout à la région lombaire. La menstruation se rétablira-t-elle aujourd'hui, Mademoiselle? — *je ne le pense pas; — l'horrible crise que j'ai eue ce matin a occasionné un dérangement trop profond pour que cela se rétablisse si facilement; — ah! l'on ne sait pas l'effet que la contrariété peut maintenant produire sur moi; on ne veut pas le comprendre!*

Sept heures. La malade me dit de l'éveiller.

Ainsi dans les deux séances d'aujourd'hui, Mlle Valérie a eu à peine une demi-heure de calme, pendant lequel ses yeux sont restés fermés. Ce temps excepté, ses yeux étaient ouverts, l'agitation était extrême, le délire et les visions presque continuels; la voix de Mme de T*** se faisait-elle entendre dans la maison, la malade souffrait horriblement; toutes les personnes qui passaient dans le corridor lui faisaient éprouver une sensation de brûlure, quoique j'eusse continué à prendre, pour l'en garantir, la précaution que j'ai indiquée il y a quelques jours.

Cette profonde perturbation n'a rien qui m'étonne. Ainsi que je l'ai dit, la contrariété avait toujours eu sur la malade une influence des plus fâcheuses; cette influence devait être aujourd'hui bien plus prononcée que de coutume, puisqu'elle était à son époque menstruelle. En outre, la menstruation s'était brusquement arrêtée, et certes une suppression au moment où la malade souffrait beaucoup de la tête et de la poitrine, au moment où elle avait le plus grand besoin d'une évacuation naturelle, devait occasionner de graves accidents.

Quarante-sixième séance. 31 *août.* J'arrive chez la malade à deux heures et quart; je la trouve aussi agitée que la veille. — Je la magnétise à deux heures et demie. Il me faut beaucoup de temps pour la mettre en somnambulisme, et ce somnambulisme est incomplet; il cesse très-souvent pour faire place à l'agitation la plus violente. La malade a plusieurs visions semblables à celle d'hier. La menstruation n'est pas rétablie.

Je vous avais bien dit qu'il me faudrait des sangsues mardi prochain; — oui, j'avais senti qu'elles me seraient nécessaires.

J'éveille la malade à quatre heures et demie.

Cinq heures vingt-cinq minutes. — Crise très-violente, syncope, extase, agitation extrême, délire. Je la magnétise: l'état somnambulique est peu prononcé, elle en sort plusieurs fois spontanément; le bruit qu'on fait dans la maison (et on en fait malgré toutes les précautions prises), augmente considérablement son agitation, donne lieu à du délire pendant lequel elle ne me reconnaît pas.

J'ai magnétisé Mlle Valérie pendant presque toute la séance, en me conformant à ses indications; la menstruation n'est pas rétablie.

Je l'éveille à sept heures.

Quarante-septième séance. 1er septembre. La crise de deux heures et quart est presqu'aussi violente que ces jours derniers. Je magnétise la malade à deux heures et demie; elle souffre beaucoup; elle a de la fièvre, ses pommettes sont très-colorées, la toux est très-fréquente; elle délire souvent, et il lui arrive souvent aussi de ne pas me reconnaître; elle se frappe le front, la poitrine et le ventre. Lui ayant fait, dans l'intention de la calmer et de l'empêcher de se frapper, des passes avec contact sur les bras, sur les poignets; son délire cesse tout à coup, et elle me dit: *je vous reconnais; — vous venez d'employer un très-bon moyen pour que je vous reconnaisse quand j'ai du délire.* — Comment donc, Mademoiselle? — *Parce que c'est comme cela que vous m'avez magnétisée la première fois; — vous m'avez fait des frictions sur les poignets, avec l'intention de me calmer, et vous avez parfaitement réussi; — vous en souvenez-vous?* — Je me le rappelle fort bien. (Voyez page 15)

Quatre heures. La malade est un peu moins agitée; elle me dit qu'elle attend avec impatience l'application de sangsues qui doit être faite mardi prochain à la vulve, mais qu'il ne faut pas l'avancer.

Je l'éveille à quatre heures et demie. Crise très-violente à cinq heures moins dix minutes: syncope, extase suivie d'agitation extrême pendant laquelle la malade se frappe à coups redoublés, la tête, la poitrine et le ventre. — Je la magnétise; elle délire très-souvent, elle ne me reconnait pas; je lui fais alors des passes avec contact sur les poignets, et bientôt elle me reconnait. (J'employai ce moyen par la suite, toutes les fois qu'elle ne me reconnut pas pendant son délire, et il me réussit presque toujours).

Je l'éveille à sept heures moins vingt-cinq minutes. La menstruation n'est pas rétablie.

Quarante-huitième séance, 2 septembre. Crise à deux heures et quart; magnétisation à deux heures et demie. La malade n'est pas moins agitée qu'hier; le délire est aussi fréquent; la toux est presque continuelle; il y a de la fièvre.

Dans son délire, Mlle Valérie s'empare de mon canif que j'ai posé sur la table devant laquelle je suis placé, et se fait, avec la promptitude de l'éclair, de nombreuses et assez profondes scarifications sur le devant de la poitrine; l'œil hagard, la figure horriblement contractée, elle s'écrie, en se blessant: *j'ai mal là, il faut que j'en fasse sortir du sang.* — Je lui saisis le bras et lui enlève l'instrument avec lequel elle vient de se mutiler.

Je fais tous mes efforts pour mettre fin à ce cruel délire, mais il y a chez la malade une telle perturbation, les douleurs qu'elle éprouve sont si aiguës, que je parviens difficilement à la calmer, et encore pour de bien courts instants.

Le somnambulisme est aussi incomplet que possible, aussi à quatre heures et demie la malade s'éveille seule.

Crise à cinq heures moins dix minutes. — Je magnétise la malade après avoir éprouvé, de sa part, une vive opposition. Je parviens à la calmer un peu, et dans ce moment de calme, de demi-somnambulisme, — *qu'est-ce que j'ai donc là,* me dit-elle, en regardant sa poitrine avec effroi? — Tout à l'heure vous vous êtes donné plusieurs coups de canif, et je n'ai pas eu le temps de vous en empêcher ; — *j'étais donc folle ?......... Combien dois-je me mettre de sangsues demain ? — je ne me le rappelle pas.* — Je veux mentalement qu'elle s'en souvienne ; et, un instant après, elle ajoute : *ah ! oui, je m'en suis prescrit quatorze.*

Voilà la première fois que la malade oublie, en somnambulisme, une prescription qu'elle s'est faite ; il est donc bien évident que la suppression des menstrues jointe à l'influence de l'affection cérébrale sous laquelle elle se trouve, continue à produire chez elle une perturbation assez profonde, assez violente pour déterminer un délire pour ainsi dire incessant, et pour empêcher que l'état somnambulique ne se complète.

La malade me prie de lui magnétiser de l'eau en voulant aussi fortement que possible, qu'elle soit chaude, qu'elle fasse bien circuler son sang. Je lui magnétise également une peau de Cygne qu'elle s'applique sur le devant de la poitrine.

Réveil à sept heures.

Quarante-neuvième séance. 3 septembre. J'arrive à deux heures chez la malade ; j'apprends par M. de T*** qu'elle a eu une syncope immédiatement après l'application de sangsues qui s'est faite aujourd'hui de grand matin, mais qu'elle a bien passé le reste de la matinée.

Deux heures vingt minutes. Mlle Valérie a sa crise

habituelle, mais elle moins violente que les jours précédents ; le délire dure moins longtemps.

Je la magnétise à deux heures et demie. Elle se plaint d'éprouver de violentes coliques, et me prie de lui faire des passes depuis l'hypogastre jusqu'aux genoux.

Ce matin, les sangsues ont fort bien pris et se sont parfaitement remplies; — elles ont pris bien plus de sang que les vingt-cinq que je me suis appliquées dernièrement au creux de l'estomac; aussi, elles m'ont occasionné une faiblesse.

Trois heures et demie. Les coliques s'étaient calmées, mais la malade s'en plaint de nouveau; elle me prie de continuer à la magnétiser depuis l'hypogastre jusqu'aux genoux, en voulant fortement qu'elles cessent et que la menstruation se rétablisse.

Quatre heures et demie. La malade s'éveille seule; ses yeux sont restés ouverts pendant toute la séance quoiqu'elle fût en somnambulisme, mais ils avaient une expression toute particulière, indéfinissable. Ainsi que je l'ai dit, (page 34) ce singulier phénomène s'est souvent présenté chez Mlle Valérie, lors même qu'elle était en somnambulisme lucide, mais je l'ai surtout observé quand elle était en proie à des douleurs très-aiguës. Et, bien qu'elle soit mieux aujourd'hui que les jours précédents, grâce à l'application de sangsues, elle souffre cependant encore beaucoup, car les menstrues ne sont pas rétablies.

Cinq heures moins dix minutes. Syncope suivie

d'agitation, délire; la malade tousse beaucoup. Je la magnétise, après avoir éprouvé de sa part un peu d'opposition; je lui fais des passes à grand courant depuis l'hypogastre jusqu'aux genoux, et j'arrête de temps en temps ma main au-dessus de l'hypogastre. Après trois quarts d'heure de magnétisation, la malade est tout à fait calme; elle ferme les yeux; le somnambulisme me paraît complet. Je continue à la magnétiser.

Six heures. *Ah! c'est enfin venu* (ses règles); — *il faut vouloir que cela aille bien; — magnétisez-moi aussi de l'eau en voulant qu'elle fasse bien circuler mon sang...... Oh! combien de lumières ici, — et des étoiles bleues, j'en vois beaucoup sortir de vos doigts, — qu'elles sont belles!*

Vous avez l'intention de dire à Papa que mes règles sont venues, n'est-ce pas? — C'est vrai, il lui serait si agréable de l'apprendre. — *Eh bien, faites comme vous voudrez.*

Six heures et demie. Comment vous trouvez-vous, Mademoiselle? — *Assez bien; — éveillez-moi donc, il est tard. Mais, vous le savez, il ne faut pas me faire de passes, cela me ferait mal maintenant.* (Voyez pages 119 et 120) — Eveillez-vous, lui dis-je; elle saisit ma main et ouvre les yeux, mais difficilement: ses paupières étaient *collées.*

Cinquantième séance. 4 septembre. Hier, la malade a très-bien passé la soirée; aujourd'hui la matinée a été mauvaise. Elle a eu une crise assez forte à quatre heures vingt minutes.

Je la magnétise à deux heures et demie. Elle se plaint de coliques, et me prie de lui faire des passes depuis l'épigastre jusqu'aux genoux. — Toux sèche et fréquente, pouls très-plein, pommettes extrêmement colorées, violent mal de tête.

J'ai eu peur ce matin; — mes règles se sont arrêtées, voilà pourquoi j'ai tant souffert tout à l'heure, — mais je suis un peu mieux maintenant; — elles ne tarderont pas à reparaître. Ayez la bonté de me magnétiser un verre d'eau en voulant aussi fortement que possible qu'elle fasse bien circuler mon sang....... Que cette eau est bonne, elle est chaude, elle est délicieuse!

Quatre heures et quart. — *Cela commence à revenir; — je suis mieux.*

Quatre heures et demie sonnent; la malade sort de l'état somnambulique, elle se lève.

Ses yeux sont restés ouverts pendant toute la séance.

Cinq heures moins dix minutes. Syncope, extase cataleptique suivie d'agitation, mais il y en a moins que pendant la première séance, et la malade fait aussi moins d'opposition quand je veux la magnétiser.

Cinq heures et demie. Elle est calme; ses yeux sont fermés.

Comment vous trouvez-vous, Mademoiselle? —

Assez bien, Monsieur. — Vos règles continuent-elles? — *Oui.*

Ce calme dure jusqu'au moment du réveil qui a lieu à sept heures.

J'ai magnétisé la malade pendant toute la séance, depuis l'hypogastre jusqu'aux pieds, ou seulement jusqu'aux genoux, selon son indication, et mes passes ont été faites tantôt lentement et tantôt à grand courant.

Cinquante et unième séance. 5 septembre. Je suis chez la malade à deux heures et quart; je me promène dans le jardin avec M. de T***, en attendant la séance; mais en causant, je laisse passer l'heure et je me mets en retard de sept minutes.

Je trouve Mlle Valérie dans sa chambre, en proie à un délire très-violent; elle ne me reconnaît pas et s'oppose vivement à ce que je la magnétise; je suis obligé de l'entraîner de sa chambre dans celle de sa mère, et de la faire asseoir de force; je lui fais des passes depuis l'hypogastre jusqu'aux genoux. Après trois quarts d'heure de magnétisation, elle se calme, me regarde fixément, sourit, semble me reconnaître, et, après un instant d'hésitation, elle s'écrie: *ah! vous voilà donc enfin, je vous ai tant désiré aujourd'hui! — J'ai beaucoup souffert ce matin, et j'ai attendu deux heures et demie avec tant d'impatience!*

Et cependant, lui dis-je, au commencement de

la séance vous vous êtes opposée à ce que je vous magnétise, et depuis trois quarts d'heure vous ne cessez de me repousser. — *Excusez-moi, je souffrais tant quand quand vous êtes entré dans ma chambre!* — Pourquoi donc, Mademoiselle? — *Parce que l'heure de me magnétiser était passée.* — C'est vrai, et je suis désolé de m'être mis en retard.

Maintenant je vais mieux; — hier j'ai bien passé la soirée, et la nuit a été bonne aussi, parce que mes règles ont très-bien été. — Comment vont-elles dans ce moment-ci? — *Elles s'étaient arrêtées pendant ma crise, mais elles ont reparu.* —

Si vous êtes fatigué de me magnétiser, et vous devez l'être, cessez un instant. — Quelle pénible tâche vous avez entreprise! — je ne pourrai jamais reconnaître ce que vous faites pour moi!

Quatre heures et demie. La malade sort de l'état somnambulique; elle se met à son piano; elle est prise d'un violent accès de toux pendant qu'elle fait de la musique.

Crise à cinq heures: elle dure peu, mais la toux persiste. Je magnétise la malade: d'après son indication, je lui fais des passes depuis l'hypogastre jusqu'aux genoux, et je continue cette magnétisation pendant une heure et demie.

Six heures et demie. La malade ferme les yeux, elle entre en somnambulisme complet, me dit qu'elle se trouve parfaitement, que la menstruation continue à bien aller. Je l'éveille à sept heures (1).

Cinquante-deuxième séance. 6 septembre. Deux heures vingt minutes. — Crise; moins d'agitation qu'hier; magnétisation à deux heures et demie: passes de l'hypogastre aux pieds; la malade entre en somnambulisme. Comment vous trouvez-vous, Mademoiselle? *Assez bien.* — La menstruation se fait-elle toujours? — *Oui, mais faiblement, — elle ne tardera pas à cesser. — J'ai eu très-mal à la tête ce matin, et j'en souffre encore maintenant. — La saignée du pied est toujours pour jeudi prochain; — vous me la ferez vous-même, n'est-ce-pas?* — Je vous l'ai promis.

J'ai eu très-mal à l'estomac hier soir; je sens que c'est parce que je mange trop tard; — il faut donc que je renonce à la seconde séance, à la séance de cinq heures à sept.

Réveil à quatre heures trente-cinq minutes.

Cinquante-troisième séance, 7 septembre. J'arrive chez la malade à deux heures et quart. J'ap-

---

(1) Je dis encore : j'*éveille* la malade, pour indiquer que je la sors de l'état somnambulique, parce que ce mot est consacré par l'usage ; mais le somnambulisme n'étant pas du sommeil, mais un état *sui generis*, je trouve ce mot très-impropre, et il serait certes beaucoup plus convenable de dire toujours : je sors la malade de l'état somnambulique.

prends qu'elle a eu sa seconde crise habituelle hier après mon départ, mais que la soirée s'est assez bien passée. Aujourd'hui elle a été très-agitée après l'application des sangsues à la région inguinale gauche.

Deux heures vingt minutes. Crise accompagnée de délire. Je la magnétise à deux heures et demie : opposition de peu de durée. Je fais des passes à grand courant depuis l'hypogastre jusqu'aux pieds : Mlle Valérie entre en somnambulisme : — *Les sangsues de ce matin ont bien pris, j'ai perdu beaucoup de sang ; — mes règles ont cessé entièrement hier soir.* — Elles ont donc duré trois jours.

A trois heures et demie, elle est éveillée spontanément par un violent mal de tête qui occasionne du délire, des visions ; elle ne me reconnaît pas. Je continue à la magnétiser.

Quatre heures vingt-cinq minutes. Le délire a cessé avec la violence du mal de tête ; la malade entre de nouveau en somnambulisme, et me recommande de l'en faire sortir à cinq heures moins le quart, mais pas plus tôt. Elle me parle plusieurs fois encore de la saignée qui doit être faite jeudi prochain, elle paraît la redouter pour ses nerfs, tout en sentant qu'elle en a, du reste, le plus grand besoin.

Je lui donne à boire de l'eau magnétisée, et je lui en magnétise quelques carafes avant de me retirer, ce que je fais chaque jour, d'après son indication.

Cinquante-quatrième séance. 8 *septembre*. Je suis chez la malade à deux heures; elle souffre déjà de la tête.

Deux heures et demie. Crise accompagnée de délire; magnétisation. La douleur de tête continue, aussi le somnambulisme n'est pas complet.

Je redoute bien la saignée pour mes nerfs, et cependant elle m'est bien nécessaire, — oui, il faut enlever le sang qui me fait mal là, dit-elle, en se frappant successivement le front et la poitrine.

Dans le cours de cette séance, la malade a souffert de la tête plusieurs fois; elle a toussé assez souvent; je lui ai fait, d'après son indication, des passes de la tête aux pieds, d'abord à grand courant, puis lentement.

Elle est restée en somnambulisme jusqu'à cinq heures moins le quart.

Cinquante-cinquième séance. 9 *septembre*. Je magnétise la malade à deux heures et demie; elle est agitée, sa face est vultueuse; cependant elle fait peu d'opposition.

Passes à grand courant de la tête aux pieds. Elle se plaint de souffrir de la tête et de la poitrine; elle tousse souvent. — *Oui, j'ai grand besoin de cette saignée, mais je vous prie de vouloir, aussi fortement que possible, en me magnétisant, qu'elle n'irrite pas trop mes pauvres nerfs; — pensez à cela, et veuillez-le pendant toute la séance.*

Trois heures. Le mal de tête redouble; la malade a des visions; je lui applique une main sur le front pendant que je continue à lui faire, de l'autre, des passes à grand courant de la tête aux pieds. Elle se calme, et elle est bien jusqu'à cinq heures moins le quart.

Cinquante-sixième séance. 10 *septembre.* Deux heures et demie. — Crise semblable à celle d'hier. Je magnétise la malade en lui faisant des passes à grand courant de la tête aux pieds. — Elle tousse souvent; du reste elle est assez calme jusqu'à quatre heures moins le quart; mais alors elle se plaint d'un mal de tête atroce, et elle est prise, au moment même, d'un accès de toux très-opiniâtre; elle délire et me prie de la débarrasser *à l'instant* du sang qui la tourmente. Je continue à la magnétiser.

Quatre heures et demie. La malade se calme: faut-il, lui dis-je, comme vous me l'avez demandé tout-à-l'heure, vous tirer du sang aujourd'hui? — *Je vous ai dit cela?* — certainement; — *c'est qu'alors je n'avais pas la tête à moi* (ce dont je ne doutais nullement); — *non, il ne faut pas me saigner avant jeudi.*

Le calme continue; la malade ferme les yeux et ne tarde pas à dormir d'un assez bon sommeil jusqu'à cinq heures.

Cinq heures. — La malade s'éveille, mais elle ne sort pas de l'état somnambulique: ses yeux restent fermés. — *Quel bien m'a fait ce sommeil!* —

mais il est tard, il est cinq heures, éveillez-moi donc.

Ses paupières sont collées, elle ouvre les yeux très-difficilement.

Cinquante-septième séance. 11 *septembre.* Je suis chez la malade à deux heures vingt-cinq minutes. — Crise semblable à celle d'hier; magnétisation à deux heures et demie.

Maman m'a encore contrariée ce matin : elle veut que je mange de la viande, tandis que je sens fort bien que cela m'est très-contraire. — Elle croit que cela hâterait ma guérison; elle est dans l'erreur, cela la retarderait.

Aujourd'hui un chat est venu se frotter contre moi, il m'a fait un mal affreux; — c'est peut-être le seul qu'il y ait dans la maison; car mon père, pour éviter tout ce qui pourrait me nuire, a eu soin de faire disparaître tous ceux qui y étaient. — J'ai déjà dit que le contact ou seulement le voisinage d'un chat catalepsiait la malade.

Quatre heures et demie. Mlle Valérie se trouve bien; le somnambulisme est complet, les yeux sont fermés. Je l'éveille à cinq heures et quart; ses paupières sont collées, elle ouvre les yeux difficilement.

Cinquante-huitième séance. 12 *septembre.* Je suis chez la malade à une heure et demie.

Pour me conformer à son indication, je la magnétise pendant un quart d'heure, à grand courant de la tête aux pieds. La malade n'est pas en somnambulisme, mais elle est dans un état magnétique très-prononcé, un semi-somnambulisme, dans lequel il n'y a pas insensibilité, et pendant lequel ses yeux restent ouverts.

Je ne voyais trop que faire pour savoir au juste quand il faudrait arrêter l'écoulement du sang; — *ne vous occupez pas de cela*, me dit la malade; *quand j'en aurai assez perdu, je saurai bien vous le dire, je le sentirai parfaitement.*

A deux heures précises, la saphène interne du pied gauche est largement ouverte, le sang coule très-bien, l'eau dans laquelle le membre est placé prend en peu de temps une teinte assez prononcée; la malade a poussé un cri au moment de l'opération, mais elle s'est bien vite remise.

Déjà la malade a perdu de huit à neuf onces de sang, lorsque tout à coup, une forte réaction se faisant sentir sur le système nerveux, elle est prise d'agitation très-violente suivie de délire; elle ne me reconnaît plus. — *Allez le chercher*, me dit-elle, *il me fait du bien, lui*; — qui donc? — *et bien lui*, — qui lui? — *lui, vous ne savez pas?... je ne me rappelle plus son nom*; — elle le cherche, et finit par me nommer.

Je lui applique une main sur le front, et de l'autre, je lui fais lentement des passes de la tête aux pieds.... Le délire cesse, elle me reconnaît. — Le sang continue à couler, l'eau est fortement rougie;

— *arrêtez le sang*, me dit-elle avec précipitation, — *j'en ai assez perdu.* — J'enlève la ligature.

A part un peu d'agitation accompagnée de délire, mais qui dure peu, la malade se trouve bien; elle me dit qu'elle a perdu quinze onces de sang, et que c'est assez pour la première fois, à cause de ses nerfs.

Cette saignée me fera beaucoup de bien, si pendant trois jours on ne me contrarie pas du tout, surtout dans l'après-midi; aussi, à partir d'aujourd'hui, il faudra, quand vous m'aurez quittée, qu'on me laisse seule avec mon père jusqu'après mon dîner.

Pendant trois jours de suite je souffrirais beaucoup à une heure et demie de l'après-midi, si je n'étais pas magnétisée avant: ayez la bonté de venir demain entre une heure et une heure et quart. Dans la matinée je n'aurai pas aussi mal; ce n'est pas mon plus mauvais moment (la malade avait en effet deux crises plus ou moins violentes chaque jour, dans l'après-midi: la première, avant la séance de deux heures et demie, la seconde, vers cinq heures).

Sept heures et quart. — *Eveillez-moi, je suis bien; — j'aurai une faiblesse cinq minutes après mon réveil, elle me viendra de l'estomac; vous m'y ferez des frictions pendant un instant.*

En effet, cinq minutes se sont à peine écoulées, que la malade a une syncope; je me conforme à son indication, et elle ne tarde pas à revenir à elle.

Je la quitte à sept heures et quart, elle est assez calme.

Cinquante-neuvième séance. 13 *septembre.* Je magnétise la malade à une heure dix minutes ; elle est un peu agitée, mais je ne tarde pas, cependant, à obtenir un somnambulisme complet ; ses yeux se ferment. Elle voit beaucoup d'étoiles bleues sortir de mes doigts pendant la magnétisation.

Trois heures et demie. Vive agitation, délire ; la malade ouvre les yeux spontanément, elle ne me reconnaît pas ; je lui fais des frictions magnétiques sur le poignet : elle ne tarde pas à me reconnaître ; je lui applique une main sur le front : elle se calme, le délire cesse.

Quatre heures. *La saignée que vous m'avez faite hier doit porter son action sur la tête ; la saignée du bras agira sur la poitrine ; — je sens qu'il faut qu'elle soit avancée ; elle sera faite de lundi prochain en huit — au bras gauche ; elle doit être de dix-huit onces.*

Quinze jours après la seconde saignée, il faudra m'en faire une de vingt onces au pied droit ; — six sangsues là (à la vulve) *avant la première époque, si cela est nécessaire toutefois.*

C'est ma maladie qui fait que je ne suis pas une somnambule comme beaucoup d'autres ; — elle est si grave, si bizarre !

Cinq heures et demie. Le somnambulisme est de

plus en plus complet ; les paupières sont toujours parfaitement rapprochées, elles me paraissent agglutinées.

Malgré mon éloignement pour les expériences, surtout quand elles peuvent nuire au malade, entraver sa guérison, je me permets cependant d'en faire quelques-unes, après m'être assuré, toutefois, qu'elles ne fatigueront pas Mlle Valérie : je place successivement différents objets au-dessus de sa tête, entre le sinciput et la nuque : elle me les nomme tous, sans hésiter, sans jamais se tromper.

Six heures. La malade est toujours fort bien ; je la sors de l'état somnambulique.

Soixantième séance. 14 septembre. La malade est magnétisée à une heure dix minutes. Sa crise dure peu de temps, elle est beaucoup moins forte que les jours précédents.

Etat somnambulique assez calme ; Mlle Valérie me répète qu'il faut lui faire le lundi 23 septembre, une saignée du bras gauche de dix-huit onces, elle ajoute qu'il faudra aussi lui en faire une au pied droit quinze jours après après (le 7 octobre) ; elle me prie de l'éveiller à cinq heures moins le quart ; elle se trouve bien aujourd'hui, elle souffre peu, il n'est pas nécessaire qu'elle reste plus longtemps en somnambulisme.

Soixante-et-unième séance. 15 *septembre.* Je suis chez la malade à une heure et quelques minutes ; elle me dit qu'elle commence à souffrir un peu de la tête, mais que c'est encore très-supportable.

Je la magnétise à une heure et quart ; elle n'a ni crise ni délire. Je lui fais des passes de la tête aux pieds, d'abord à grand courant, puis en allant très-lentement.

Deux heures. Somnambulisme complet.

Je vais beaucoup mieux, oui beaucoup mieux, — *aussi* je sens *qu'il ne sera pas nécessaire que vous me magnétisiez demain ;* — *ayez la bonté de venir après-demain.*

Jusqu'ici, à l'exception de ces trois derniers jours, vous m'avez magnétisée à deux heures et demie, mais maintenant je puis l'être plus tôt ; ayez, je vous prie, l'obligeance de me magnétiser maintenant à une heure et demie.

Il faudra m'éveiller à cinq heures moins le quart, n'y manquez pas.

Soixante-deuxième séance. 17 *septembre.* Une heure et demie. Je trouve la malade un peu agitée, mais elle n'a pas de délire.

Elle a très-froid aux pieds (elle y avait presque toujours froid à l'état de veille). D'après son indication, je lui fais des passes à grand courant de la tête aux pieds, puis seulement au devant des jambes.

Elle est en somnambulisme complet après une demi-heure de magnétisation.

Comment vous êtes-vous trouvée hier, Mademoiselle, à l'heure habituelle de nos séances? — *J'ai eu une crise, mais elle n'a pas été très-forte;* — *après la crise j'ai eu des frissons.* — Et maintenant comment êtes-vous? — *pas mal. J'ai encore bien froid aux pieds* (elle tousse). — *Je ne suis pas si bien qu'avant-hier.* — Pourquoi donc? — *C'est qu'aujourd'hui il y a cinq jours que j'ai été saignée; avant-hier, il n'y en avait que trois.* — *Ah! le sang, le sang! comme il me tourmente malgré le magnétisme qui me fait cependant beaucoup de bien!* — *Je vous l'ai déjà dit, il faudrait m'en tirer plus souvent et plus à la fois encore, si l'état de mes nerfs ne s'y opposait.* — *J'ai des coliques;* — d'après son indication, je lui fais des passes au devant de l'abdomen.

Cinq heures et demie. *Eveillez-moi, je suis mieux;* — *à après-demain.*

Avant de la quitter, je lui magnétise de l'eau, son flacon d'éther, ainsi que différents objets.

Soixante-troisième séance. 19 *septembre.* Hier, la malade a eu sa crise habituelle, mais elle n'a pas été suivie de frissions.

Je la magnétise à une heure et demie. Elle souffre de la tête, tousse assez souvent; ses pommettes sont assez colorées, le pouls est dur et fréquent, surtout au commencement de la séance.

Elle se plaint aussi de violentes coliques, et se donne, avec précipitation, plusieurs coups de poing sur l'abdomen (j'ai déjà dit que dans ses crises, et même sans qu'elle fût entièrement en crise, il lui arrivait souvent de frapper avec une violence extrême les parties de son corps où elle souffrait le plus; il ne m'était pas toujours possible de l'en empêcher).

L'état somnambulique ne se complète qu'assez tard.

Je sens, me dit la malade, *que les coups que je me donne, pourraient avoir des suites très-graves, si je continuais longtemps encore à souffrir autant.*

Cinq heures moins dix minutes. *Eveillez-moi.* — Voulez-vous rester encore en somnambulisme un instant de plus? — *Non, cela me ferait mal; — à samedi.*

Ses paupières sont *collées.*

Soixante-quatrième séance. 21 *septembre.* Je suis chez la malade à une heure vingt minutes. Mme de T*** me dit que sa fille ayant eu ce matin un étourdissement occasionné par un violent mal de tête, s'est heurté violemment le sein contre l'angle d'une table.

En quittant Mme de T*** je me rends près de

Mlle Valérie, et je la trouve très-agitée, se plaignant d'un violent mal de tête, mais sans délire.

Je la magnétise.

Trois heures et demie. La malade est assez calme; le somnambulisme est complet.

J'ai bien souffert de la tête aussi ce matin, tellement que j'ai eu un étourdissement, et que je me suis fait très-mal au sein, en tombant. — Je le sais, Mademoiselle, Madame votre mère m'en a parlé. — *Ah! et que lui avez-vous répondu?* — Que j'en étais désolé, mais que le jour de la nouvelle saignée n'était pas éloigné. — *Vous auriez pu ajouter* (sa figure exprime la colère et l'ironie): « Cela vous prouve, Madame, que votre fille n'est » pas aussi pauvre de sang qu'on le pensait, — » qu'on a bien fait de lui en tirer, et qu'il faut lui » en tirer encore ».

Quatre heures et demie. La malade s'endort; son sommeil me paraît calme; des ouvriers martellent, des chiens aboient; elle s'agite; je lui applique un bras sur le dos, elle se calme et s'endort de nouveau.

Cinq heures moins le quart. *J'ai mal à la tête, — il me tarde d'être à demain. — Il faudra me saigner à une heure, il n'est pas nécessaire que vous me magnétisiez avant.*

Je continue à la magnétiser.

Cinq heures et quart. — *Je suis mieux, éveillez-moi.* — Je l'éveille.

Avant de me retirer, je lui magnétise plusieurs carafes d'eau, un flacon d'éther et différents objets. Pendant que j'étais occupé à le faire, Mlle Valérie, qui était sortie de l'appartement, rentre, s'approche de moi, touche le flacon d'éther et me dit : *c'est assez ;* — je l'avais en effet magnétisé le temps qu'elle m'avait indiqué en somnambulisme ; puis elle touche un autre objet et me dit : *il n'est pas encore assez magnétisé,* — ce qui était vrai.

Cette juste appréciation ne prouve-t-elle pas aussi que la malade se trouvait constamment dans un état magnétique ?

Soixante-cinquième séance. 23 septembre. Je suis chez la malade à une heure moins vingt minutes.

Elle est saignée au bras gauche à une heure ; le sang coule très-bien.

Il y en aura bientôt assez, me dit Mlle Valérie, les traits contractés, — *j'ai mal aux nerfs,.... arrêtez vite, il y en a assez* — (elle est très-pâle) ; je l'arrête à l'instant ; M. de T*** le pèse ; il y en a dix-huit onces.

Laissez un instant votre main sur mon front, puis magnétisez-moi très-lentement, de la tête aux pieds.

L'agitation de la malade diminue sous l'influence du magnétisme ; la paleur disparaît.

Cinq heures. La malade est tout à fait calme ; elle me demande des passes de la tête aux genoux.

Cinq heures et demie. Somnambulisme complet. *Vous ne m'éveillerez qu'à sept heures, mes pauvres nerfs ont été et seront encore bien secoués par cette saignée, qui me fera du reste beaucoup de bien; ils ont besoin de repos.*

La malade s'endort à six heures, et dort pendant trois quarts d'heure d'un sommeil assez calme.

Sept heures moins le quart. — *Que d'étoiles, que de lumières! Est-ce que la chambre est éclairée?* — (non seulement elle ne l'est pas, mais il n'y fait qu'un très-petit jour).

A mon réveil, j'aurai une faiblesse, elle sera occasionnée par la saignée qui agit sur tous mes nerfs, principalement sur ceux de l'estomac; — vous me ferez des frictions pendant un instant sur le creux de l'estomac. — Il faudra me magnétiser après-demain.

La syncope a lieu comme Mlle Valérie me l'a annoncé, et je la fais cesser en me conformant à son indication.

J'examine le sang de la malade devant elle et en présence de son père: il est fortement coloré; il s'est coagulé en très-peu de temps. Le caillot est très-épais, très-dense, doué d'uue grande force de contractilité; toute sa surface est recouverte d'une couenne, elle-même assez épaisse, dont la circonférence est recourbée en haut en forme de chapeau de champignon; c'est en un mot une couenne inflammatoire très-prononcée. Il y a très-peu de sérum. C'est un sang riche en fibrine.

Soixante-sixième séance. 25 septembre. Une heure et quart. — La malade est un peu agitée, elle souffre de la tête, elle tousse, mais elle n'a pas de crise.

Une heure et demie. D'après son indication, je la magnétise à grand courant de la tête aux genoux, puis je lui fais des passes très-lentement.

Elle est en somnambulisme après une demi-heure de magnétisation.

J'ai encore eu quelques étourdissements hier soir et ce matin; — et on ne voulait pas que j'eusse une seule goutte de sang à perdre! — et on disait que mon sang manquait de fibrine! — vous avez été à même de voir comme il en manquait.

La malade garde le silence; je continue à la magnétiser.

Cinq heures. *Faites-moi maintenant des passes depuis la tête jusqu'aux genoux seulement.*

Cinq heures et demie. *Je vois beaucoup d'étoiles, beaucoup de lumières. — La saignée du pied droit sera de vingt onces; si vous ne pouvez me tirer vingt onces à ce pied, vous me saignerez aussi à l'autre.*

Six heures moins le quart. — *Eveillez-moi, je suis bien; à samedi prochain.*

Soixante-septieme séance. 28 *septembre.* Une heure et quart. La malade souffre de la tête. Je la magnétise à une heure et demie; le mal de tête se calme, puis il revient de temps à autre; elle est assez agitée, plus qu'avant-hier; elle me dit qu'elle l'a été aussi passablement hier soir et ce matin.

Quatre heures. La malade, après avoir gardé le silence assez longtemps, me dit: *j'avais eu trop bonne opinion de mes nerfs: la dernière saignée qui a été assez copieuse* (dix-huit onces), *les a fortement irrités; — je sens aujourd'hui qu'il faudra faire en deux fois la saignée du pied droit; — oui, je souffrirais beaucoup des nerfs si elle était faite en une fois; ce serait imprudent.*

Du reste, je vais beaucoup mieux quant au sang, il me tourmente moins, il circule mieux. — Ainsi, vous me tirerez samedi dix onces de sang au pied droit, et quelques jours après dix onces à l'autre pied. — Je vous dirai aussi que mon estomac digère mieux; puis je suis beaucoup moins altérée qu'autrefois. — Vous ne me magnétiserez pas avant mercredi prochain; ce jour-là, je vous dirai quand il faudra me faire la saignée du pied gauche.

Soixante-huitième séance. 2 *octobre.* J'apprends que la menstruation s'est déclarée hier chez la malade, et qu'elle est assez abondante. Il y a donc une avance de deux jours sur l'époque du mois dernier.

Je magnétise la malade à une heure et demie. Elle est agitée, elle me prie de lui faire des passes de la tête aux pieds.

Mes règles sont venues hier, elles vont bien, ainsi je n'aurai pas besoin de sangsues; — oh! tant mieux. — Je vous ai dit qu'il fallait me faire samedi prochain une saignée du pied droit de dix onces; le mardi suivant vous m'en ferez une de dix onces aussi au pied gauche.

Avant-hier soir; j'ai eu un mal de cœur nerveux; hier aussi, mais cela a été fort peu de chose. — Hier soir, au moment où mes règles sont venues, j'ai eu très-froid, puis très-chaud; j'avais une soif dévorante, maman m'a donné de l'eau sucrée chaude, car il fallait que je busse chaud. — J'avais aussi une forte courbature, mal dans tous les membres, mais la nuit s'est fort bien passée, parce que c'est bien venu. — Ce matin, elles allaient très-bien, mais j'ai commis une imprudence, j'ai laissé tomber de l'eau froide sur mes pieds, et elles se sont arrêtées. — Je ne conçois pas que vous ayez commis une pareille imprudence. — *Ne me grondez pas; ce n'est pas de ma faute, dans ce moment-là j'étais très-agitée, je n'avais pas la tête à moi; — soyez bien persuadé que le plus souvent, quand je commets une imprudence, c'est que je ne sais pas ce que je fais, c'est ma maladie qui en est cause.*

La menstruation se fait-elle maintenant? — *Oui,*

et assez bien; — quand vous me magnétiserez de l'eau, ayez soin de vouloir qu'elle fasse bien aller mes règles.

Six heures. *Eveillez-moi, je suis bien.*

Soixante-neuvième séance. 5 octobre. La saignée du pied droit est faite à une heure; la malade est calme, le sang coule bien; je l'arrête lorsqu'elle me dit qu'elle en a perdu la quantité indiquée; l'eau est colorée de manière à me faire croire qu'il y en a effectivement dix onces.

Après la saignée, Mlle Valérie continue à être calme pendant un instant encore; elle me prie de lui faire des passes depuis la poitrine jusqu'aux genoux.

Deux heures. Le somnambulisme est complet.

Comment vous trouvez-vous, Mademoiselle? — *J'ai assez mal aux nerfs, du reste je suis bien.* — La menstruation continue-t-elle? — *C'est presque fini; — cela a bien été cette fois. — Vous savez qu'il faudra me faire samedi prochain une saignée de dix onces, au pied gauche; — de mardi prochain en huit vous m'en ferez une de douze onces au bras droit.*

Je vous dirai que ce matin j'ai aidé ma grand' mère à faire sa toilette; — elle en fut on ne saurait plus étonnée, elle me demanda si c'était bien moi, si elle ne faisait point un rêve. — Certainement, lui répondis-je, c'est bien moi; ce que je fais est la preuve de l'amelioration de ma santé.

Trois heures. *Cette saignée m'agite bien, — malheureux nerfs!* — Je continue à la magnétiser.

Trois heures et demie. L'irritation nerveuse augmente malgré la magnétisation; la malade a un peu de délire, elle ne me reconnaît pas; je me nomme: — *non,* me répond-elle, *vous n'êtes pas lui, mais vous avez quelque chose de lui* (elle veut sans doute parler du fluide magnétique); — c'est qu'il m'en a donné; — *je ne veux pas qu'il vous en donne* (d'une voix impérieuse). Après avoir gardé le silence un instant, elle ajoute: — *il y a là quelque chose de moi qui me fait mal, il faut l'ôter.* — La malade indique un vase placé loin de nous, et dans lequel il y a un peu de son sang. — *Oui, je suis là; — qu'on ôte ce vase, cela me fait mal.* — M. de T*** se lève pour l'enlever, mais, avant, j'y plonge l'angle d'un petit morceau de linge de manière à ne le tacher que très-légèrement; je le plie, en ayant soin que l'endroit taché se trouve recouvert par le linge qui ne l'est pas, et je le mets dans ma poche de côté, en prenant toutes les précautions pour qu'elle ne s'en aperçoive pas (je lui tournais le dos, j'étais loin d'elle). Puis je reviens me placer près d'elle, et je continue à la magnétiser. — Eh bien, lui dis-je, on a enlevé ce vase; ce qu'il contient ne vous fera plus mal. — Après avoir gardé le silence un instant, elle me répond: *oui, on a enlevé le vase,* *et cependant il y a encore ici quelque chose de moi, je le sens très-bien.* — Ah ! c'est peut-être, lui dis-je, cette serviette qui est un peu tachée de sang et qu'on a oublié d'enlever — on l'enlève — ...... *Eh bien, il y a encore quelque chose de moi ici, — là, tout près de vous, cela vous touche* — elle indique ma poche; — mais non, vous êtes dans l'erreur; — *je vous dis que j'en suis sûre, je le sens bien, — ôtez-le donc.*

Cinq heures. *Faites-moi des passes de la tête aux pieds, et allez très lentement.*

Cinq heures et demie. *Cette saignée m'a bien agitée, mais je suis mieux maintenant. Comme je souffrirais des nerfs, si vous n'étiez pas là pour me magnétiser! — D'un autre côté, les saignées me font grand bien; oui, plus je perds de sang, mieux je me trouve, plus je sens mes forces revenir, — je digère beaucoup mieux maintenant, et je suis loin d'être aussi maigre qu'au commencement du traitement.* — En effet, la malade digère mieux, la maigreur a considérablement diminué; je puis même dire qu'il y a chez elle un commencement d'embonpoint (1). — *Malgré cela, il faut que j'en perde*

(1) Tout en admettant avec la malade (voyez page 149) que ses forces se sont relevées, parce que les organes congestionnés ont déjà été en partie débarrassés du sang qui les empêchait de bien fonctionner, ce qui me paraît fort rationnel; ne dois-je pas aussi attribuer ce commencement d'embonpoint à

encore, du sang, car parfois il me porte encore à la tête, et alors j'ai la figure très-rouge (c'est vrai). — *Il ne faut pas non plus, quoique mon estomac aille mieux, que je change déjà mon régime alimentaire; seulement je puis manger un peu plus.*

Sept heures. *Je suis tout à fait bien, éveillez-moi.*

La malade a plusieurs syncopes après la séance; je les fais cesser facilement en lui faisant, d'après son indication, quelques frictions transversales sur l'épigastre.

---

la propriété que possède le magnétisme d'activer le travail de la nutrition, soit en assimilant aux organes un plus grand nombre de molécules réparatrices, soit en leur donnant la force de s'approprier un fluide vital étranger.

Toujours est-il qu'à cette époque la malade mangeait encore peu et seulement des légumes accommodés au bouillon gras très-étendu d'eau, l'état de son estomac ne lui permettant pas encore une autre alimentation; toujours est-il que je sentais mes forces diminuer au fur et à mesure que les siennes se relevaient; que je maigrissais tandis que, chez elle, la maigreur faisait place à l'embonpoint.

M. le Docteur Foissac cite un fait très-remarquable qui vient à l'appui de mon opinion *.

* Voyez Rapports et Discussions de l'Académie royale de médecine sur le magnétisme animal, par M. P. Foissac, Docteur en médecine de la faculté de Paris. Paris, 1833, pages 505 et 506.

Soixante-dixième séance, 8 *octobre*. La malade est saignée au pied gauche à une heure; le sang coule très-bien, je l'arrête quand elle me dit de le faire, l'eau est assez colorée.

Je la magnétise immédiatement après la saignée.

Deux heures. — Comment vous trouvez-vous, Mademoiselle? — *Assez bien, Monsieur;* — comment avez-vous passé ces jours derniers? — *Pas mal, — j'ai encore eu un peu d'agitation, mais fort peu; — parfois je souffre encore de la tête, mais les saignées y mettront bon ordre; — vous savez qu'il faudra me faire mardi prochain une saignée de douze onces au bras droit; — il n'est pas nécessaire que je sois magnétisée avant ce jour-là.*

La saignée que vous venez de me faire commence à m'agiter un peu; — continuez, je vous prie, à me faire des passes de la tête aux pieds, et allez lentement.

Trois heures. L'agitation continue; la malade a une syncope suivie de délire.

Trois heures et demie. L'agitation diminue, le délire cesse.

Six heures. Sommeil cataleptique qui dure dix minutes.

Six heures et demie. Comment vous trouvez-vous? — *Beaucoup mieux, mais vous avez vu l'effet que la saignée a produit sur mes nerfs; — que serait-ce si vous n'étiez pas là pour me magnétiser?*

Ce sommeil cataleptique aurait duré bien plus longtemps si vous n'aviez pas été là (je ne l'avais cependant ni touchée ni magnétisée pendant qu'elle se trouvait dans ce singulier état, pour être à même de bien l'observer), *et j'aurais souffert davantage. — Dans ce sommeil, j'entends bien quand on parle près de moi, mais je ne comprends pas; un poids énorme m'oppresse la poitrine; — excepté vous, les personnes qui me touchent, me font horriblement souffrir, et je ne puis ni les repousser, ni leur dire de cesser; c'est pour moi un bien cruel supplice; — dans l'extase, je n'ai pas ce poids sur la poitrine, mais je souffre beaucoup de la tête et de l'échine. — Autrefois, le rouge et les chats me donnaient très-facilement de l'extase; j'en ai maintenant beaucoup moins souvent.*

Sept heures moins le quart. — *Je suis bien, éveillez-moi.*

Soixante-onzième séance. 15 octobre. La malade a peur au moment où je vais lui faire une saignée du bras droit; la veine qui s'était gonflée, s'aplatit; je me décide alors à la magnétiser pour faire cesser ses craintes.

La veine est de nouveau très-apparente après un quart d'heure de magnétisation (la malade n'est cependant pas en somnambulisme complet); je l'ouvre: le sang coule très-bien; j'en obtiens douze onces en très-peu de temps; il m'est assez difficile de l'arrêter ; j'y parviens cependant en détruisant le parallélisme des lèvres de la plaie, et en appliquant plusieurs compresses graduées.

La malade est assez calme ; je la magnétise de nouveau ; il y a à peine cinq minutes que j'ai recommencé, quand elle me dit que son sang coule : en effet, il sort de la veine assez abondamment ; je me hâte de l'arrêter, et je n'y parviens pas sans peine.

Comme votre sang coule bien aujourd'hui ! — *N'est-ce pas, comme il* circule *bien ; — c'est parce que je vais mieux, et aussi parce que vous m'avez magnétisée avant de me saigner. — Tenez, dorénavant, magnétisez-moi avant de me saigner, cela vaudra mieux encore.*

D'aujourd'hui en quinze, il faudra me faire une saignée de seize onces au bras gauche, — il faudra aussi me magnétiser mardi prochain.

Deux heures et demie. La malade est calme, ses yeux sont fermés ; elle continue à me parler de sa santé.

Quatre heures. — Agitation suivie de syncope que je fais cesser en lui appliquant une main sur l'épigastre. La malade se calme.

Quatre heures et demie. Elle dort d'un bon sommeil ; elle n'est nullement agitée ; la respiration est facile ; — elle n'a pas toussé une seule fois dans cette séance.

Sept heures. *Ah! que j'ai bien dormi, quel bien cela m'a fait ! — Mais éveillez-moi, il est tard.*

Je l'éveille, elle est très-calme.

J'examine le sang avant de me retirer : il me présente à peu près *les mêmes caractères* que celui du 23 septembre (voyez page 222) : il est toujours riche en fibrine, mais la couenne inflammatoire est moins prononcée.

Le 22 octobre, au moment où je me disposais à me rendre chez la malade, je reçois de son père une lettre par laquelle il me mande qu'il n'est plus nécessaire que je la magnétise, puisqu'elle se trouve très-bien du traitement que je lui ai fait suivre, puisqu'elle prend de l'embonpoint et que ses crises sont devenues pour ainsi dire nulles. M. de T*** motive aussi l'interruption du traitement, en me disant qu'il craint que le public ne s'en occupe trop, n'en parle, ce qui lui serait fort désagréable (1).

Il termine sa lettre en me priant de faire à sa fille, mardi prochain, 29 octobre, la saignée qu'elle s'est prescrite.

Je réponds à M. de T*** qu'il m'est fort agréable d'apprendre que la santé de Mlle sa fille continue à s'améliorer, et que je désire bien que cette inter-

---

(1) Et ce traitement je ne l'aurais pas mis au jour, rien n'aurait pu m'y décider, pas même l'avantage que l'humanité et la science pourront peut-être en retirer, si l'on s'était conduit convenablement à mon égard.

ruption dans son traitement, n'occasionne, chez elle, rien de fâcheux.

Soixante-douzième séance. 29 octobre. Une heure. — Je trouve la malade très-souffrante, très-agitée. Je me dispose à lui faire une saignée du bras gauche, mais elle éprouve de la crainte: la veine se gonfle et s'aplatit successivement; je profite, pour l'ouvrir, d'un moment où elle est assez apparente; il n'en sort que quelques gouttes de sang.

La veine est bien ouverte, me dit la malade, *mais le sang ne coulera pas;* — pourquoi donc, Mademoiselle? — *Parce que... vous le savez bien.* — J'insiste pour qu'elle m'en dise la raison, que je devinais du reste, et elle finit par me dire, très-brusquement, que c'est l'interruption qui en est cause, qu'on a eu tort de ne pas vouloir qu'elle fût magnétisée mardi dernier, qu'il le fallait, puisqu'elle se l'était prescrit.

Si je vous faisais une saignée à l'autre bras, Mademoiselle, après vous avoir magnétisée? — *Faites, mais vous n'obtiendrez rien, ou bien peu de chose.*

Après l'avoir mise en somnambulisme, je lui ouvre, au bras droit, une veine qui me semble être assez gonflée; la malade ne fait aucun mouvement; elle me paraît n'avoir rien senti. — Et jusqu'ici elle avait toujours manifesté de la crainte, de l'hésitation, souvent même poussé un léger cri au moment de l'opération.

Je n'obtiens qu'un très-petit jet, un filet de sang, et trois onces sont à peine sorties de la veine, lorsque la malade me dit : *le sang va s'arrêter, je le sens;* — il s'arrête en effet. — J'enlève la ligature; le sang est pesé : il y en a quatre onces.

Comment vous trouvez-vous, Mademoiselle? — *Je souffre beaucoup au côté gauche de la poitrine; du sang s'y est porté, parce que je n'ai pas été magnétisée quand je devais l'être; c'est à cause de cela que vous n'avez pu m'en tirer tout à l'heure, lors de la première saignée; et si j'en ai perdu quatre onces de l'autre bras, c'est parce que vous avez fait un peu circuler mon sang, c'est parce que vous l'avez mis en mouvement en me magnétisant; — je souffre beaucoup aussi de la tête et de l'estomac; — j'ai mal dans tout le ventre. — J'ai froid aux pieds, et j'y avais chaud depuis quelque temps. — Je sens qu'il est nécessaire que je sois saignée de nouveau, mais je ne puis vous dire où, ni quel jour, je souffre trop aujourd'hui. — Il faut que je sois magnétisée lundi prochain.*

Soixante-treizième séance. 4 novembre. J'apprends par Mme de T*** que la menstruation s'est déclarée chez sa fille le 30 octobre, mais qu'elle a été beaucoup moins bien que la dernière fois, et qu'elle a aussi duré moins longtemps. Je trouve la malade assez agitée, elle souffre de la tête et de l'estomac. Je la magnétise en lui faisant des passes à grand courant de la tête aux pieds.

Deux heures et quart. — *Je souffre beaucoup de l'estomac; il faut qu'on me fasse de suite du thé, — du thé vert; — je le boirai froid; — vous aurez la bonté de me le magnétiser.* — Que mangerez-vous aujourd'hui, Mademoiselle? — *Rien, si je mangeais j'aurais souvent de l'extase, — et cela me fait horriblement souffrir.*

D'après sa recommandation, je magnétise le thé qu'elle s'est prescrit; elle le boit. Immédiatement après, elle me prie de lui faire, lentement, des passes depuis le haut de la poitrine jusqu'aux pieds.

Quatre heures. *Je sens encore qu'il me faudra bientôt une nouvelle saignée du pied, mais je ne puis vous en indiquer le jour, je souffre trop. — J'ai la respiration gênée; ayez la bonté de me magnétiser de l'éther en voulant qu'il fasse cesser mon mal de poitrine; — chaque soir je m'en frictionnerai la poitrine pendant un quart d'heure.*

Mes règles sont venues samedi dernier, mais elles n'ont pas été aussi bien que la dernière fois; — Pourquoi donc? — *Vous le savez bien... parce que je n'ai pas été magnétisée le jour que j'avais indiqué; — il faut donc que je sois saignée, cela y suppléera.*

Venez me magnétiser jeudi prochain; — je dormirai mieux; — je pourrai vous indiquer le jour de la saignée.

Six heures. *Cessez de me magnétiser, je suis mieux, éveillez-moi.*

Je l'éveille, elle est calme.

Soixante-quatorzième séance. 7 *novembre.* La dernière magnétisation a fait beaucoup de bien à la malade, elle a été moins agitée, et aujourd'hui je la trouve assez calme.

Je la magnétise à une heure et demie, en lui faisant des passes à grand courant de la tête aux pieds.

Trois heures. — Comment vous trouvez-vous, Mademoiselle? — *Assez bien, Monsieur.* — Pouvez-vous me dire quand il faudra vous saigner au pied? *Lundi prochain; — vous me ferez au pied droit, une saignée de dix onces. — Il faut que je continue à me frictionner, chaque soir, la poitrine avec de l'éther magnétisée; — cela m'a déjà fait du bien. Mon estomac va beaucoup mieux, j'ai bien digéré ce que j'ai mangé hier et ce matin; cependant je ferai bien de m'y appliquer, ce soir, un cataplasme de farine de lin, — je le laisserai une demi-heure, cela suffira. — Je souffre encore du côté droit* (région hépatique), *cela vient de l'estomac; — il y a bien longtemps que j'y ai mal, mais bientôt je n'en souffrirai plus. — Il est possible cependant que j'en souffre encore plus tard, dans quelques années : je suis née avec cette disposition, je la tiens de mon père; j'ai son tempérament* (tempérament bilieux et sanguin, peau brune); *en me soignant bien, et à temps, on pourra la combattre. — Si vous voyiez comme il est encore maintenant, quoiqu'il aille déjà mieux! — C'est le sang qui le rend ainsi; — Dieu! je n'aime pas à le voir! — Qu'on ne me parle pas de ce que je viens de dire, quand je serai éveillée.*

Maman trouve que mon traitement dure bien longtemps.....; une maladie de trois ans ne se guérit pas en un jour.

Cinq heures. — *Eveillez-moi, je suis bien.*

Soixante-quinzième séance. 11 *novembre.* La malade s'est assez bien trouvée depuis la dernière séance. Il n'y a plus de crises chez elle, mais seulement un peu d'agitation qui a surtout lieu aux heures habituelles des crises. Différents organes sont encore douloureux, mais cette douleur a considérablement perdu de son acuité; les nerfs se calment, le sang circule mieux, l'ordre commence à se rétablir dans les fonctions principales; il y a une amélîoration notable, et la malade toucherait de plus près encore à sa guérison, sans cette infraction qui cependant n'a été que d'un jour; mais c'est qu'aussi tout s'enchaîne, tout s'harmonise dans un traitement magnétique: tel effet qui devait se produire, n'aura pas lieu, ou se présentera comme il ne l'aurait pas fallu, si l'effet qui devait le préceder, l'amener, en être cause, n'a pas été lui-même ce qu'il devait être; ainsi, la malade n'a pas été magnétisée le 22 octobre, selon qu'elle l'avait indiqué, et voilà que son sang, n'ayant pas reçu l'impulsion que devait lui donner cette magnétisation, ou toute autre perturbation se produisant, car, ici, je n'ai pas la prétention d'expliquer, pas plus que dans beaucoup de choses qui se passent dans la nature, mais je m'incline devant les faits : en médecine et en histoire naturelle, ils font toute la richesse de la science; voilà donc que, pour la première fois, je ne puis lui tirer que quelques gouttes de sang; « *la veine est bien ouverte,* me dit-elle, *mais vous ne pourrez en avoir davantage; c'est l'interruption qui en est cause, mon sang ne circule pas comme il devrait circuler.* » Je magnétise la malade, je la mets en somnambulisme, puis, je lui ouvre une autre veine, et cette fois, j'obtiens quatre onces de sang; c'est bien peu, mais c'est beaucoup plus que tout à l'heure, et si j'en ai obtenu davantage, « *c'est grâce au magnétisme,* » me dit encore la malade, et elle ajoute : « *je commençais à bien digérer; aujourd'hui je souffre tellement de l'estomac, que je ne veux rien prendre, rien que du thé vert et froid que vous me magnétiserez. — Depuis longtemps je ne souffrais presque plus du côté droit* (du foie), *et j'en souffre de nouveau.* »

Il est positif que cette perturbation est le résultat de l'infraction commise, qu'elle aurait duré plus longtemps, et qu'elle aurait eu des suites peut-être très-fâcheuses si l'interruption avait été de plus d'un jour.

Je reviens à la séance.

Après avoir magnétisé la malade, je lui ouvre une veine du pied droit : j'obtiens d'abord un jet assez passable, puis le sang s'arrête, et je suis obligé d'ouvrir une autre veine ; en peu d'instants l'eau est bien colorée, elle me dit d'arrêter. Elle a une syncope que je fais cesser en très-peu de temps, en lui appliquant la main sur l'épigastre.

De l'agitation succède à cette syncope, mais cela dure peu. La malade a froid aux pieds ; je la magnétise à grand courant de la tête aux orteils : ses pieds se réchauffent ; elle se calme de plus en plus, et m'indique une nouvelle magnétisation pour mercredi prochain.

Soixante-seizième séance. 13 *novembre.* La malade est magnétisée à une heure et demie. Je lui fais des passes à grand courant de la tête aux pieds, et j'arrête quelquefois ma main sur le front, sur l'épigastre ou sur les pieds.

Deux heures et quart. Comment vous êtes-vous trouvée depuis la dernière séance, Mademoiselle? — *Bien, Monsieur ; — toujours un peu d'agitation à certaines heures de la journée, mais bien à cela près. — J'avais très-froid aux pieds avant d'être magnétisée, mais maintenant ils se réchauffent.*

Il faudra me faire, samedi prochain, une saignée de douze onces au bras droit ; vous aurez soin de bien me magnétiser avant, de me faire des passes devant ce bras, et même de le frictionner, de haut en bas, pendant quelques minutes pour que le sang coule bien.

Maintenant, magnétisez-moi seulement depuis les genoux jusqu'aux pieds.

Cinq heures. *Je suis bien, éveillez-moi..*

Soixante-dix-septième séance. 16 *novembre.*

Cette séance ainsi que les trois suivantes ont été écrites par Mme de T* pour laquelle la malade n'éprouve plus de répulsion à l'état magnétique. (Voyez page 142, ligne 24 et suivantes).**

La malade s'est bien trouvée depuis la dernière séance; elle a eu peu d'agitation; la digestion s'est bien faite.

Après l'avoir magnétisée ainsi qu'elle me l'avait recommandé, je lui fais une saignée au bras droit: le sang coule très-bien, j'en obtiens douze onces en fort peu de temps.

Je magnétise de nouveau la malade immédiatement après, en lui faisant des passes à grand courant de la tête aux pieds; elle est très-calme.

Trois heures. *Il faudra me faire, lundi prochain, une saignée de huit onces, au bras gauche. Mon côté droit* (région hépatique) *va très-bien maintenant, il est presque guéri. — Continuez, je vous prie, à me magnétiser; la saignée m'irrite encore les nerfs, moins qu'autrefois cependant.*

Quatre heures et demie. *Vous pouvez cesser de*

me magnétiser, je suis tout à fait bien; — éveillez-moi.

Le sang de la malade me paraît toujours très-riche en fibrine : il est fortement coloré, il s'est coagulé en très-peu de temps; le caillot est large, épais et doué de beaucoup de contractilité, il y a peu de sérum. La couenne est moins épaisse et moins étendue que dans la dernière saignée du bras : son caractère inflammatoire a considérablement diminué.

Soixante-dix-huitième séance. 18 *novembre.* Je suis chez la malade à midi et demi. — Elle est saignée au bras gauche; j'obtiens huit onces de sang en très-peu de temps. Je l'avais magnétisée avant; je recommence immédiatement après, en lui faisant des passes à grand courant de la tête aux pieds.

Deux heures. *J'ai commis une imprudence samedi dernier : immédiatement après votre départ, j'ai descendu l'escalier très-vite, et je suis remontée de même; je venais d'être saignée, cela m'a donné un mal de cœur dont j'ai beaucoup souffert, mais c'est plus nerveux que sanguin.*

Vous avez eu bien tort de commettre cette imprudence. — *C'est vrai, mais j'étais encore un peu agitée par la saignée, et cette imprudence a été, je vous assure, indépendante de ma volonté; je suis si nerveuse!*

Il faut que je marche peu, à cause de mon

cœur; vous savez que j'en ai déjà souffert, je vous l'ai dit (c'est vrai).

Je serai magnétisée samedi prochain.

D'après l'indication de la malade, je lui fais des passes au devant de la poitrine, et j'arrête de temps en temps ma main au devant du cœur.

Cinq heures. — *Eveillez-moi, je vais mieux.*

Soixante-dix-neuvième séance. 23 *novembre.* Je suis chez la malade à une heure et quart; elle a encore souffert du cœur depuis la dernière séance.

Je la magnétise en lui faisant des passes, à grand courant, de la tête aux pieds.

Trois heures. *Mon cœur me fait encore mal; — il faut que j'y applique chaque soir, pendant trois jours de suite, une compresse trempée dans de l'eau de pavot; — on fera bien cuire six têtes moyennes de pavot par litre d'eau; — je conserverai la compresse toute la nuit; je ne me l'appliquerai pas trop chaude.*

Votre estomac continue-t-il à bien digérer? — *De mieux en mieux.*

J'ai froid aux pieds: — magnétisez-moi les jambes, je vous prie. Il faut que je sois magnétisée jeudi prochain.

J'éveille la malade après lui avoir fait des passes pendant trois quarts d'heure, depuis les genoux jusqu'aux orteils. Il est cinq heures et demie.

Elle se trouve bien; je lui recommande de s'appliquer, au-dessus du cœur, la compresse trempée dans de l'eau de pavot dont elle m'a parlé.

Quatre-vingtième séance. 28 *novembre.* La malade est magnétisée à grand courant, de la tête aux pieds, puis lentement.

Trois heures. *La compresse trempée dans de l'eau de pavot m'a fait beaucoup de bien; je me la suis appliquée très-exactement pendant trois jours de suite, aussi je ne souffre presque plus du cœur. — Mes règles sont venues hier, elles vont très-bien. Vous pouvez continuer à me magnétiser de la tête aux pieds, malgré mes règles, parce que mon sang circule mieux maintenant.*

Depuis lundi j'éprouve chaque jour, à deux heures, quelque chose que je n'avais pas encore ressenti : c'est un malaise général accompagné de frissons; mais ce n'est plus cette fièvre que j'avais chaque jour, il y a six semaines, et qui me rendait folle, non ce n'est plus cela; encore une fois c'est un malaise général, ce sont des frissons, des spasmes, j'ai mal à la tête, j'ai soif, j'ai sommeil; cela dure à peu près une heure et demie; il faut que je boive de la limonade gazeuse.

Lundi prochain, vous me ferez une saignée du pied droit de huit onces; — pour que le sang coule bien, je prendrai, samedi et dimanche, un bain de pieds avec quatre onces de moutarde;

j'aurai de l'eau jusqu'au-dessus de la cheville, je m'y tiendrai debout, et pendant sept minutes. Il faudra aussi que je marche, d'un bon pas, pendant une demi-heure, immédiatement avant la saignée.

Magnétisez-moi, je vous prie, depuis le bas-ventre jusqu'aux pieds, avant de m'éveiller.

Cette magnétisation dure une demi-heure, la menstruation continue à se bien faire.

Réveil à six heures moins le quart.

Quatre-vingt-unième séance. 2 décembre. Je suis chez la malade à une heure et quart. Je la trouve on ne saurait plus calme; je la prie de marcher pendant une demi-heure avant que je ne lui fasse la saignée prescrite; elle s'y refuse d'abord en disant qu'il fait trop froid; j'insiste, elle descend au jardin.

Pendant qu'elle se promenait, Mme de T***, avec laquelle j'étais resté, me dit, pour la vingtième fois au moins, que le traitement de sa fille durait bien longtemps, qu'il y avait en effet chez elle de l'amélioration, mais que c'était bien long. « Permet-
» tez-moi, Madame, lui répondis-je, de ne pas
» être de votre avis: non le traitement d'une mala-
» die qui existe depuis trois ans au moins, n'est pas
» long quand il ne dure que depuis cinq mois; puis
» vaut mieux encore un traitement *trouvé un peu*

» *long*, et qui guérit, qu'un traitement qui ne » guérit pas. »

Mlle Valérie s'est promenée pendant une demi-heure; je la magnétise en lui faisant des passes de la tête aux pieds; elle ne tarde pas à entrer en somnambulisme.

Après avoir gardé le silence pendant quelque temps, elle me dit: *il faut que mon régime alimentaire soit changé: je pourrai, maintenant, manger un peu de viande, du poulet rôti, de la cervelle au bouillon gras. — Je continuerai pendant quelque temps encore à manger des légumes le matin, et à mon dîner du poulet ou de la cervelle; il ne faut plus que je fasse maigre, car c'était bien du maigre que je mangeais, sauf le bouillon coupé d'eau. — La saignée que vous allez me faire est pour la tête; j'y ai parfois encore très-mal. — Il me faudra encore quelques saignées, mais elles seront maintenant un peu moins rapprochées.*

Quand vous ne me magnétiserez plus, quand je serai guérie, il faudra cependant qu'on me tire encore du sang de temps à autre; je sentirai très-bien quand ce sera nécessaire, et je le dirai.

Mes règles ont bien été cette fois, c'est fini depuis ce matin.

La malade met son pied droit dans l'eau; je lui ouvre une veine: le sang coule bien; je l'arrête dès qu'elle me dit qu'elle en a assez perdu, l'eau est suffisamment colorée.

Je continue à la magnétiser.

Une demi-heure après la saignée elle a une syncope suivie d'un peu d'agitation; je lui applique une main sur le front, puis je lui fais des passes depuis l'hypogastre jusqu'aux jambes; la tête se dégage, le calme se rétablit.

La malade m'indique une nouvelle magnétisation pour samedi prochain.

Réveil à cinq heures.

Quatre-vingt-deuxième séance. 7 décembre. La malade est d'abord magnétisée à l'aide de passes faites à grand courant depuis la tête jusqu'aux pieds, puis elle me prie de lui en faire seulement le long des jambes. Ses pieds, qui étaient froids avant la séance, ne tardent pas à se réchauffer.

Deux heures trente-cinq minutes. *Je souffre encore un peu de cette douleur nerveuse que j'éprouvais au cœur; — il est nécessaire que je m'applique chaque soir, pendant trois jours de suite, au-dessus du cœur, un cataplasme de farine de lin délayée dans de l'eau de pavot; — je l'enleverai deux heures après son application. Il faut aussi que je prenne chaque matin, pendant trois jours de suite, un bain de pieds avec quatre onces de moutarde; je le prendrai très-chaud, j'y laisserai mes pieds de huit à dix minutes.*

Comment se trouve votre estomac du changement de régime alimentaire, Mademoiselle? — *Il n'en souffre pas, Monsieur, je vous assure; — j'ai déjà mangé du poulet et de la cervelle de mouton que mon estomac a très-bien digérés. Mon corps fonctionne beaucoup mieux depuis qu'il est débarrassé du sang qui le gênait; aussi les sangsues et les saignées, au lieu de m'affaiblir, m'ont fortifiée; — je suis loin d'être maigre maintenant. — Quel bien aussi m'a fait et me fait encore le magnétisme!*

La malade garde le silence un instant, semble se recueillir, puis elle me fait, de la manière la plus précise, dans les termes les mieux choisis et du ton le plus gracieux, la récapitulation de ses souffrances et du traitement magnétique. Pour se rendre à mon désir, elle me parle assez longuement de ses accès de catalepsie, et dans le tableau qu'elle me trace de cette singulière affection, il n'est pas un mot qui ne se rapporte exactement avec ce qu'elle m'en a déjà dit (voyez page 231).

Souffrant moi-même de l'estomac, éprouvant de la gêne, de la faiblesse dans les articulations des membres (je souffrais de fatigue, j'étais parfois anéanti, et si je n'avais été soutenu, stimulé par le désir de voir ma malade guérie, je n'aurais certes pu continuer à la magnétiser), je la priai de voir, le plus exactement possible, ce qui se passait en moi, et ce qu'il fallait que je fisse.

Vous êtes fatigué, me dit-elle, *et c'est moi qui en suis cause! — Faites-vous magnétiser pendant huit jours de la tête aux pieds, lentement, chaque fois pendant une heure; — la personne qui vous magnétisera aura soin d'arrêter souvent sa main sur le creux de votre estomac, et vous fera, avec l'autre, des frictions le long de l'échine, de haut en bas. — Buvez deux verres de lait d'amandes par jour; — nourrissez-vous bien, mais ne mangez rien d'échauffant.*

Chaque jour, pendant huit jours de suite, vous vous appliquerez sur le creux de l'estomac un cataplasme de farine de lin délayée dans de l'eau de guimauve. Vous prendrez un bain tiède tous les deux jours, six en tout.

Il faut que je sois magnétisée jeudi prochain. — Eveillez-moi, il en est temps. (Je tarde un peu.) *— Eveillez-moi donc bien vite.*

Quatre-vingt-troisième séance. 12 décembre. La malade s'est très-bien trouvée depuis la dernière séance; l'ordre continue à se rétablir dans ses fonctions, la digestion se fait de mieux en mieux, la langue continue à s'humecter et à se débarrasser de *son pointillé rouge*, le pouls est régulier, la respiration se fait assez librement, les nerfs se calment de plus en plus; la menstruation se fait régulièrement.

Mlle Valérie entre en somnambulisme après un instant de magnétisation; elle confirme ce que je viens de dire, et se prescrit une saignée du bras gauche, de huit onces, pour mercredi prochain.

Réveil à trois heures; elle est très-calme.

Quatre-vingt-quatrième séance. 18 *décembre.*

La malade va de mieux en mieux; elle me dit qu'elle se trouve assez bien pour qu'il ne soit pas nécessaire que je la magnétise avant de lui faire la saignée. Je la lui fais donc à l'état de veille, le sang coule très-bien; il y en a bientôt huit onces.

Je la magnétise à l'aide de passes à grand courant; elle entre en somnambulisme.

Comment vous trouvez-vous, Mademoiselle? — *Assez bien* (très-sèchement, plus que sèchement). *Mon corset est trop serré, il me fait mal;* — voulez-vous que Madame votre mère vous desserre? — *Oui* (toujours du même ton).

Je passe dans une pièce voisine, Mme de T*** lui enlève son corset.

Je rentre. — Etes-vous mieux maintenant, Mademoiselle? — *Oui.* — *Il faudra me faire de lundi prochain en huit une saignée de huit onces au bras droit. Continuez à me magnétiser.*

Trois heures et demie. *Mon estomac digère très-bien maintenant; — je puis manger d'autres viandes que du poulet et de la cervelle, toutefois pas de viandes noires. — Il faut que j'évite le froid.*

Quatre heures. *Eveillez-moi, je suis bien.*

A peine éveillée elle s'écrie avec étonnement en se palpant la poitrine : *eh mais, je n'ai plus mon corset!* — « Non, lui dit sa mère, je te l'ai enlevé » pendant que tu étais en somnambulisme, il te » gênait, et tu as recommandé qu'on l'ôtât. »

Cette petite scène paraît causer à Mme de T*** au moins autant d'étonnement que l'enlèvement du corset en avait causé à la malade.

Le sang me présente toujours des caractères satisfaisants.

Quatre-vingt-cinquième séance. 30 *décembre.* A part quelques douleurs de tête très-passagères, la malade s'est fort bien portée depuis la dernière séance. La menstruation a paru le 25, et a duré cinq jours entiers.

Je la magnétise; mais à peine lui ai-je fait quelques passes, qu'elle s'écrie du ton le plus bref: *cessez, vous me faites mal.* — Je ralentis mes passes, croyant que je les avais faites trop rapidement; — *cessez tout à fait de me magnétiser, vous dis-je, vous me faites mal.* — Ce que vous dites là, Mademoiselle, m'est très-agréable; vous m'annoncez votre guérison, car vous m'avez dit, il y a longtemps déjà, étant en somnambulisme, que le magnétisme vous ferait mal quand vous seriez guérie (voyez page 139). — *Oui, je sens que je vais tout à fait bien.*

Je fais à la malade une saignée du bras gauche: j'en obtiens huit onces en très-peu de temps.

La ligature ayant été un peu trop serrée, la malade me dit de la desserrer, en se donnant de grands airs, et du ton le plus impérieux, pour ne rien dire de plus; d'un ton qui m'aurait fait rire de pitié, s'il ne m'avait révélé l'ingratitude la plus odieuse.

ELLE N'AVAIT PLUS BESOIN DE MOI!!.....

Au moment où j'allais me retirer, sa famille, sans en excepter sa mère, vint me féliciter de mon heureux succès, et m'assurer de sa reconnaissance.

Un mois après cette dernière visite, je rencontrai, en ville, Mme de St.-O***, qui m'apprit que sa petite-fille allait de mieux en mieux.

Le 7 mars 1840, je reçus de M. de T*** la lettre suivante:

Monsieur le Docteur,

Nous voulions, depuis longtemps, ma famille et moi, aller vous remercier des soins si dévoués et si désintéressés à l'aide desquels vous êtes parvenu à sauver notre enfant, mais les préparatifs de son prochain mariage m'occupent tellement que je n'ai pu saisir encore un moment pour aller à Metz (1). Au retour de ces Dames, qui sont allées en Cham-

---

(1) Mlle Valérie s'est mariée dans le mois de juin 1840; elle est mère de famille, et continue à se bien porter.

pagne pour me laisser la place libre, nous nous empresserons de nous présenter chez vous.

Agréez, etc.

Le Vte de T***.

Et cette visite je l'attends encore.

La voilà donc guérie cette malade à laquelle on craignait d'enlever quelques gouttes de sang; et sa guérison est le résultat des magnétisations et des émissions sanguines qu'elle s'est prescrites. Cent-trente sangsues lui ont été appliquées depuis le 20 juillet jusqu'au 7 septembre; douze saignées lui ont été faites depuis le 12 septembre jusqu'au 30 décembre.

Et pour que ces différentes saignées lui fussent salutaires, il a fallu les pratiquer tel jour et à telle heure; il a fallu qu'elles fussent de telle quantité et non de telle autre.

Voyez aussi avec quelle prudence, avec quelle sagacité elle opère pour atténuer, autant que possible, la réaction que des émissions sanguines devaient nécessairement produire sur un système nerveux aussi profondément ébranlé, aussi irrité que le sien: elle se prescrit d'abord six sangsues, puis huit, puis dix;

puis douze, puis quatorze. Lors des dernières applications, au contraire, ses nerfs étant moins impressionnés, et la malade sentant la nécessité d'attaquer plus vigoureusement certains organes, elle se prescrit, pour le 29 août, vingt-cinq sangsues à l'épigastre, au lieu de dix-huit qu'elle avait indiquées trois semaines avant; le nombre des sangsues qui doivent être appliquées aux seins et à la région lombaire est également augmenté.

Je ne demanderai pas s'il était possible au Médecin le plus habile de voir ce que la malade a pu voir, de faire ce qu'elle a pu faire, grâce à l'intuition, grâce à l'instinct conservateur que le magnétisme avait développé en elle; mais je demanderai si l'affection nerveuse dont elle était atteinte et qui avait un caractère si saillant, si prononcé, ne devait pas masquer l'affection sanguine, la cacher aux yeux les plus clairvoyants, au moins jusqu'à l'invasion des symptômes d'affection cérébrale et pulmonaire qui, jusque là, était restée à l'état latent.

Loin de moi donc l'intention de blâmer ceux de mes confrères qui, avant moi, n'ont vu chez la malade, n'ont combattu, chez elle, qu'une affection nerveuse, et ne lui ont prescrit d'autre médication que celle employée en pareil cas.

Loin de moi l'intention de les blâmer: d'abord parce que ce serait injuste, puis aussi parce que ce blâme s'adresserait également à moi: n'ai-je pas, en effet, tout comme eux, saturé la malade de valériane, d'assa fœtida, de musc, de chocolat ferrugineux et de plusieurs autres médicaments analogues? Trompé par l'affection nerveuse, et pensant que les vomissements, que l'état de la langue et d'autres symptômes encore pourraient bien être aussi le résultat d'une gastralgie, quoique je soupçonnasse, il est vrai, une inflammation chronique de la muqueuse gastrique, n'ai-je pas permis à la malade les viandes légères, tandis qu'elle, elle proscrivit de son régime toute espèce de viande, et ne se permit la chair du poulet qu'au moment où elle touchait à sa guérison.

J'aurais donc continué à marcher, comme eux, au hasard, à prescrire un traitement qui ne pouvait convenir, à faire fausse route, en un mot, si je n'avais appelé a mon aide *le magnétisme*, s'il n'était venu me guider, m'éclairer au milieu des ténèbres. Grâce à lui, je suis sorti vainqueur de la lutte; j'ai arraché un de mes semblables à la mort. J'ai fait mon devoir.

Oui, c'est par honneur, c'est pour satisfaire au cri de ma conscience que j'ai étudié le magnétisme, et que j'en ai fait l'application à la médecine.

Que ceux de mes confrères, qui me liront, le sachent bien : personne, plus que moi, n'honore la profession du médecin; personne, plus que moi, ne pense qu'un homme honorable est à sa place en étant médecin; personne, plus que moi, ne s'indigne de l'injustice de certaines gens à notre égard, et des grands airs qu'on voudrait prendre avec nous.

Que ces gens là sachent bien aussi qu'il n'est personne, pas même le riche (le bon riche), qui fasse preuve d'un aussi grand dévouement que le nôtre; il ne me serait pas difficile de le prouver, mais je ne m'en donnerai pas la peine. Qu'ils sachent que si nous recevons des honoraires, de *l'argent* en échange de nos soins (et nous n'en recevons pas toujours), notre ministère n'en est pas moins honorable pour cela.

Est-ce que l'avocat n'en reçoit pas aussi des honoraires? et ses fonctions en valent bien d'autres, je pense. Est-ce que le militaire fait fi de ses appointements? et n'est-il pas très-satisfait quand ils viennent à être augmentés? Et parmi les magistrats, n'en est-il pas beaucoup qui voudraient bien être un peu mieux rétribués? certes ce serait justice : j'en connais de fort honorables qui vivent dans un état voisin de la gêne.

C'est donc parce je trouve la profession du médecin honorable entre toutes les professions, c'est parce que je lui trouve une haute importance, c'est parce qu'elle est, à mes yeux, en quelque sorte un sacerdoce, que je voudrais que le médecin ne négligeât aucun des moyens qui peuvent guérir ou soulager.

J'ai déjà dit que le traitement de Mlle de T*** me fatiguait extrêmement, m'épuisait, et cependant je suis doué d'une forte constitution, je n'ai jamais fait de maladie sérieuse ; mais on aurait été fatigué à moins. Des magnétisations qui duraient pendant plusieurs heures de suite, et cela pendant six mois ! Je me souviens que vers le quatrième mois, j'étais tellement accablé après chaque séance, que je me jetais avec délice dans la calèche de M. de T***, et que j'y dormais, à l'instant, d'un sommeil lourd, agité, fatigant, dont je ne sortais qu'au moment où le cocher ouvrait la portière pour que je descendisse.

Peu de temps après la guérison de la malade, je fus pris de douleurs très-aiguës le long du rachis, surtout à la région dorsale ; en même temps, toux sèche et fréquente, fièvre lente avec redoublement le soir, faiblesse extrême ; l'inspiration et l'expiration étaient accompagnées d'une sorte de bruissement sec qui n'était point du râle crépitant, ni aucun autre râle, bruissement que je pouvais seul apprécier peut-être, car un médecin de mes amis, très-habile auscultateur, ne put le percevoir ; bruissement qui n'avait pas seulement lieu dans mes poumons, mais dans ma poitrine toute entière, dans les muscles, dans presque tous les tissus ; bruissement qui était pour moi un signe certain d'épuisement, de perte trop considérable de ce précieux fluide que je nommerai soit nerveux, soit magnétique, que je pourrais peut-être mieux encore nommer fluide vital, et que j'avais donné avec trop de largesse à ma *très-reconnaissante* malade, pour la tirer d'embarras. — Je souffrais beaucoup aussi de l'estomac, je digérais fort mal, et je n'en attribuais pas la cause seulement aux magnétisations, mais encore à l'irrégularité que j'avais apportée dans mes repas pendant presque toute la durée du traitement: très-souvent je n'étais rentré chez moi qu'à sept heures, souvent à huit, tandis qu'avant ce traitement je dînais assez régulièrement à cinq.

Que faire? à quoi m'arrêter? j'étais vraiment très-embarrassé.

J'avais à ma disposition une somnambule très-lucide alors ; je m'adressai à elle : elle reconnut fort bien la cause de mon mal. Elle l'attribuait, en grande partie, au traitement de Mlle de T*** : — je l'avais magnétisée trop longtemps et trop souvent. « Il vous est arrivé bien souvent, me dit-elle, de la magnétiser pendant trois et quatre heures de suite. Cette demoiselle était atteinte d'une maladie très-grave ; elle vous en a *joliment* pris du fluide ; ça lui faisait du bien, à elle ; — mais à vous ! — comme elle vous a desséché la poitrine! »

Puis la somnambule me décrivit exactement la

maladie de Mlle Valérie, ses crises, tout ce que son état morbide avait présenté de plus saillant.

Bien fixé sur la cause de mon mal, je me traitai en conséquence, et j'eus le bonheur de recouvrer entièrement la santé, *après m'être soigné pendant quatre mois.*

Cette somnambule, nommée Fanchette M***, couturière, âgée alors de vingt ans, d'une petite stature, mais assez fortement constituée, les membres abdominaux trapus, cheveux châtains, teint coloré, chairs molles, nez épaté, douce et timide à l'état de veille, très-irascible à l'état somnambulique, sachant à peine lire et écrire, était donc alors très-lucide; il lui arrivait cependant de se tromper, comme cela arrive à tous les somnambules, surtout quand je dirigeais sa lucidité vers un sujet étranger à elle-même, étranger à sa santé.

Je l'avais traitée pour une tumeur enkystée, un énorme méliceris qui avait la forme d'une poire de bon-chrétien, qu'elle portait depuis longtemps au côté gauche du front, et dont je trouvai la base implantée, en partie, dans le sinus frontal correspondant; une portion de la lame externe de l'os étant détruite par la carie.

Quoique j'eusse, avant l'opération, interrogé la malade avec soin sur les causes présumables de cette tumeur enkystée, j'appris seulement après qu'elle était tombée sur son front dans son enfance, et que cette chute avait déterminé une fissure du frontal précisément à l'endroit où se développa plus tard, elle avait alors dix-huit ans, le kyste mélicérique dont il est question. Le cas était grave.

Après l'opération, j'eus à combattre un ulcère fistuleux, une carie du frontal. Je ne parvins à obtenir une guérison complète qu'après dix mois de traitement.

F. M*** allait donc fort bien quant à la tête, mais elle était mal réglée, elle ne l'avait jamais été bien; elle avait assez souvent des fleurs blanches, elle souffrait de l'estomac.

Cet état morbide est assez en rapport avec ce que j'ai dit précédemment de sa constitution.

Désireux d'être initié au magnétisme (c'était en 1838), je songeai à l'y soumettre; elle entra assez facilement en somnambulisme; elle devint pour moi et pour quelques personnes de ma connaissance, un sujet curieux d'expérimentation.

Je continuais à la traiter pour sa dysménorrhée et ses douleurs d'estomac, lorsqu'un jour lui ayant demandé, pendant qu'elle était en somnambulisme, comment elle se trouvait du magnétisme, j'appris qu'il avait eu une influence très-heureuse sur sa santé; et elle fut à même de se faire alors quelques prescriptions qui lui réussirent fort bien.

Cette somnambule, devenue très-lucide, fut pour moi un sujet précieux d'expérimentation médicale; après m'être entouré de toutes les garanties possibles, je fus à même de faire, dans quelques cas, l'application la plus heureuse du magnétisme à la médecine; je fus à même de bien apprécier ce qu'il a parfois de bon, d'utile, et de reconnaître aussi combien il est insuffisant dans certains cas; en un mot j'en fis une étude approfondie.

J'aurais plusieurs observations intéressantes à publier, peut-être le ferai-je plus tard.

Je me bornerai, en ce moment, à relater un fait par lequel je terminerai mon ouvrage.

Le 18 août 1840, Fanchette m'annonce, étant en somnambulisme, qu'elle sera atteinte d'une maladie assez sérieuse, dans quelques mois; qu'elle souffrira surtout de la tête et de l'estomac, et que cette maladie développera sa lucidité.

Le 20 août, elle me répète ce qu'elle m'a dit le 18, et elle ajoute qu'elle souffrira pendant plusieurs jours de suite, surtout de la tête.

Le mercredi 26 août, elle me dit que la maladie qu'elle m'a annoncée se déclarera dans deux mois, à compter de vendredi prochain (ce qui nous conduit au mercredi 28 octobre); que son mal commencera par la tête, où elle souffrira beaucoup, puis qu'il parcourera successivement tout son corps.

Elle ajoute qu'après cette maladie elle pourra souvent voir à l'état de veille, comme si elle était en somnambulisme.

Le 4 octobre, à huit heures du soir, elle me dit qu'elle sera malade dans vingt-cinq jours, que sa maladie durera cinq jours pendant lesquels elle sera pour ainsi dire folle ; elle sera méchante ; elle voudra s'enivrer ; elle aura constamment envie de s'échapper de l'endroit où je la tiendrai enfermée ; l'important sera de la calmer ; elle verra plus tard ce qu'il faudra faire pour y parvenir, et elle me le dira.

Le 19 octobre, elle m'annonce qu'elle sera malade dans dix jours ; qu'à partir du premier jour de la crise je devrai la mettre en somnambulisme en lui appliquant la main sur le front — jusqu'ici je l'avais somnambulisé à l'aide de passes — ; et que je continuerai à faire ainsi après sa guérisou.

Elle ajoute que cette crise commencera très-violemment, qu'il faudra la magnétiser, la tenir enfermée, éloigner d'elle les objets avec lesquels elle pourrait se blesser ; ne pas la réprimander si elle fait des sottises, parce que cela l'irriterait, et qu'elle souffrirait davantage ; les personnes qu'elle pourra voir pendant sa crise lui paraîtront très-grandes et très-grosses, lui sembleront des monstres disposés à la tuer. Elle souffrira beaucoup ; plus elle aura mal, plus elle essayera de s'en faire (1) ; elle sera plus méchante les premiers jours que les derniers, parce qu'elle souffrira davantage ; elle rendra beaucoup d'eau par la bouche ; elle crachera constamment ; elle ne sentira cependant pas autant son mal

(1) Je rapporte ses propres paroles aussi exactement que possible.

qu'elle le sentirait si elle n'était pas folle; la veille de la crise elle pourra m'indiquer, en somnambulisme, l'heure à laquelle elle commencera; après cette crise elle ne sera plus timide à l'état de veille; elle saura s'apprécier (parcequ'elle sera somnambule éveillée); elle aura des désirs de fortune, de voyage; elle ne pourra les satisfaire et cela l'irritera beaucoup; les personnes bien mises lui feront envie. — Après sa crise, elle ne se rappellera pas, à l'état de veille, ce qui se sera passé, elle n'en aura même qu'un souvenir confus à l'état somnambulique, elle se souviendra seulement d'avoir eu bien mal à la tête.

Le 24 octobre Fanchette est mise en somnambulisme; elle me dit : « Il faudra bien se garder de faire du feu dans la chambre où je serai enfermée pendant ma crise, quand je serai seule, parce que je pourrais avoir envie d'en manger; ma crise commencera mercredi prochain dans la matinée; il faut que vous soyez la première personne que je verrai ce jour là, sans cela je ne vous reconnaîtrais pas et j'aurais peur de vous comme des autres. — Vous aurez soin d'entrer chez moi (elle demeurait chez moi) dès le grand matin pour m'engager à descendre. Ce jour là, avant la crise, j'aurai la vue troublée; je sentirai bien que quelque chose d'étrange va se passer en moi, et je serai de mauvaise humeur; du reste, depuis quelques jours il se passe en moi à l'état de veille des choses qui m'annoncent une crise : j'ai souvent mal à la tête ; j'ai la vue troublée, les objets me paraissent plus grands qu'ils ne le sont ; quand je sors, les maisons me paraissent tantôt vertes, tantôt jaunes et tantôt rouges ; je n'ose pas vous le dire quand je suis éveillée, parce que d'abord je n'ose guères vous parler, puis je crains que vous ne vous moquiez de moi si je vous disais que je vois la même maison tantôt verte et tantôt rouge.

» Le jour de ma crise, quand je serai descendue chez vous, il faudra me donner mon café comme de coutume ; après, quand vous me verrez tourbillonner, remuer sans cesse, changer de place à chaque instant, il faudra me conduire dans votre cabinet (où j'avais l'habitude de la magnétiser) pour me magnétiser, et j'y resterai pendant toute ma crise ; je m'y opposerai, je vous dirai que je ne veux plus être magnétisée ; vous me répondrez, avec douceur, que vous n'en avez pas l'intention, mais que vous avez quelque chose à me dire en particulier dans votre cabinet ; vous aurez l'air d'examiner, de toucher la cicatrice que j'ai au front, et vous me mettrez en somnambulisme ; je m'éveillerai toute seule. Je prendrai mon café à l'état de veille, mais je ferai mes deux autres repas en somnambulisme, je boirai de l'eau vineuse en mangeant ; si je demande du vin pur, et je vous en demanderai, vous aurez l'air d'y consentir, mais vous aurez soin d'y faire mettre beaucoup d'eau ; je boirai beaucoup en mangeant.

» En somnambulisme je serai assez tranquille, on pourra faire du feu et donner de l'air à votre cabinet, mais éveillée je serai méchante; je voudrai toujours me sauver; il faudra me conduire avec beaucoup de douceur. — J'aurai très-mal à la tête, j'aurai les yeux renversés et très-rouges, remplis de sang, surtout les trois premiers jours.

» Cette crise ne serait pas aussi forte si on ne m'avait pas fatiguée dans le temps, si on ne m'avait pas tourmentée par les expériences qu'on a faites pour savoir l'effet que tel ou tel métal produisait sur moi (c'est vrai); ces expériences, avec des métaux, m'ont fait beaucoup de mal.

» Pendant ma crise j'aurai constamment sur la tête un bonnet bien serré.

» Il faudra me laisser seule le moins possible, cependant vous pourrez me laisser seule pendant la nuit, en ayant soin de placer un lien par dessus ma poitrine, sans qu'il ne me serre trop, bien entendu; voici alors ce qui arrivera: je voudrai sortir de mon lit, mais, sentant de la résistance, je croirai que c'est quelqu'un qui m'en empêche; j'aurai très-peur, et je n'oserai peut-être plus bouger.

» Il faudra me faire passer la nuit en somnambulisme aujourd'hui et demain, cela me fera du bien, cela me reposera.

» Après ma crise je serai très-faible; il ne faudra pas me dire ce qui se sera passé; — vous me direz seulement que j'ai eu une grande fièvre et que vous m'avez fait coucher dans votre cabinet pour me soigner avec plus de commodité.

» Il y aura encore quelque chose à faire, mais je ne puis vous le dire aujourd'hui ; vous me ferez prendre un bain demain ; vous me mettrez en somnambulisme après, et je pourrai alors vous dire le reste. »

Le 25 octobre, je mets Fanchette en somnambulisme ; elle me dit : « Pour que ma crise ne soit pas aussi forte et que je ne souffre pas tant, vous me frotterez, matin et soir, assez longtemps, si cela est possible, le front, les tempes, tout le tour du col ainsi que le haut de la poitrine avec de l'huile d'olive ou de faîne ; il faut une huile bien grasse.

» Je vous ai dit qu'il fallait que j'eusse, pendant toute ma crise, la tête couverte d'un bonnet bien serré ; vous ferez bien de m'engager à le mettre mercredi matin, un instant avant que la crise ne commence, immédiatement après que j'aurai pris mon café.

» Pendant ma crise je serai assez bien le matin, je dormirai un peu (il n'est pas question ici de somnambulisme) ; vous pourrez sortir un instant pendant mon sommeil.

» Le troisième jour de la crise, vendredi, je prendrai, le matin, une heure après mon café, pendant que je serai en somnambulisme, un lavement avec quatre cuillerées d'huile.

» Je ne verrai pas très-clair pendant ma crise,

j'aurai les yeux bien malades, bien rouges, bien tirés en tous sens surtout les trois premiers jours, parce que je souffrirai beaucoup de la tête. — Je cracherai du sang le dernier jour de ma crise: ce sang viendra de l'estomac, où j'aurai beaucoup souffert.

» Mercredi, jeudi et vendredi vous me magnétiserez deux fois seulement, une fois dans la matinée et une fois dans l'après-midi. Samedi et dimanche, vous me magnétiserez trois fois.

» Après-demain, vous me direz de prendre, deux heures après mon premier déjeûner, un lavement dans lequel on mettra une cuillerée de miel.

» Je vous ai dit que je ne prendrais que mon café à l'état de veille, parce que je ne prendrai que cela avec plaisir, et si on ne me donnait pas mon second déjeûner et mon dîner en somnambulisme, je ne penserais pas même à manger, je refuserais même, et je serais beaucoup plus faible après ma crise, cela pourrait me rendre très-malade. Je pourrai rester deux heures en somnambulisme chaque fois que vous m'y mettrez, je vous l'ai déjà dit.

» Ma crise finira dans la nuit du dimanche 1er novembre au lundi 2. — Je verrai clair au moment de sortir de ma crise. Pourquoi donc? Parce qu'il le faut: si je ne voyais pas clair dans ce moment là, sortant d'un pareil état, je ne saurais pas où je suis et j'aurais très-peur; il faut donc que je voie clair pour que je sache que je suis dans votre cabinet; alors je me rassurerai.

» Le lundi matin, le lendemain du jour où finira ma crise, vous me recommanderez de faire une petite promenade après avoir pris mon café, et de prendre ensuite un bain d'une heure et demie pas trop chaud, et dans lequel on mettra deux livres de graine de lin qu'on aura bien fait cuire. — Trois quarts d'heure après que je serai entrée au bain, on me donnera un verre de tisane faite de la manière suivante : on battra bien trois cuillerées d'huile d'olive dans un verre d'eau sucrée, on y ajoutera un jaune d'œuf et on battra bien encore ; je boirai cela chaud ; après le bain je me coucherai, et si je dors je serai bientôt rétablie.

» Pendant ma crise, l'endroit par lequel je *vois* (l'épigastre), s'allongera, s'étendra jusqu'à ma tête.

» J'aurai très-mal à la tête la veille de ma crise.

» Voilà tout ce que j'avais à vous dire ; voilà tout ce qu'il faudra faire, rien de plus, rien de moins.

» Si l'on me mettait quarante sangsues au creux de l'estomac, étant en somnambulisme, je n'aurais pas cette crise, et je ne serais plus somnambule ; mais si je n'étais pas magnétisée pendant ma crise, ainsi que je l'ai recommandé, le travail qui doit s'opérer ne pourrait se faire, et je mourrais.

» Si vous aviez quelques questions à me faire au sujet de cette crise quand elle sera passée, ne me les faites pas avant le jeudi 5 novembre.

IDIOSYNCRASIE MAGNÉTIQUE

DE

FANCHETTE M***.

Avant d'arriver à la crise, il est nécessaire, je pense, que le lecteur connaisse un peu les habitudes somnambuliques de Fanchette, son idiosyncrasie magnétique, si je puis m'exprimer ainsi.

En somnambulisme, Fanchette est isolée; elle n'entend que moi et les personnes avec lesquelles je la mets en rapport; elle ne parle le plus souvent que lorsqu'on lui adresse la parole; elle me voit très-bien dans cet état, et elle peut aussi voir d'autres personnes, mais il faut presque toujours, pour que cela ait lieu, que j'appelle son attention sur ces personnes.

Dans cet état, il y a insensibilité; la matière est engourdie; la vie s'est retirée dans les grands centres nerveux.

Voilà pourquoi elle m'a dit qu'on pourrait faire

du feu, qu'on pourrait donner de l'air à mon cabinet, pendant qu'elle serait en somnambulisme.

En effet, plusieurs personnes sont entrées dans mon cabinet pendant sa crise, lorsqu'elle était en somnambulisme, et elle a continué à être calme, leur présence ne l'a nullement impressionnée.

Je dois dire aussi qu'en somnambulisme, F*** avait constamment les yeux fermés, et, lorsque je voulais mentalement qu'elle les ouvrît, ses paupières s'écartaient lentement, et me laissaient voir des yeux convulsés, dont la pupille était fortement dirigée en haut, dont on ne voyait plus que la sclérotique.

Elle vient de me dire que, pendant sa crise, l'endroit par lequel elle voyait (l'épigastre), s'allongerait, s'étendrait jusqu'à la tête.

En effet, avant sa crise il y avait chez elle transposition des sens à l'épigastre, pendant qu'elle était en somnambulisme; non seulement elle voyait par là, mais c'était aussi par là que s'opéraient l'olfaction et la dégustation. Ainsi, il m'est arrivé très-souvent, lorsque je ne l'employais encore qu'à faire des expériences sur la transposition des sens, ou sur tel autre phénomène, il m'est, dis-je, souvent arrivé de lui placer un petit morceau de macaron, de biscuit ou d'autre chose, au creux de l'estomac, en ayant soin de le bien cacher dans le creux de ma main, et de l'appliquer de manière à ce qu'elle ne pût voir *par ses yeux* (en pareil cas il est bon de se tenir constamment sur ses gardes). Un instant après ses lèvres s'agitaient comme si elle eût réellement mangé, et elle me disait : « C'est bon cela, c'est du macaron, c'est du biscuit, ou bien : Fi, que c'est mauvais, que c'est amer ! » ... Et c'était de la coloquinte, ou un amer très-prononcé.

Un jour, je lui mis une forte prise de tabac sur l'épigastre, en voulant qu'elle le sentît, et un instant après elle éternua violemment; je voulus mentalement qu'elle le goûtât, et elle ne tarda pas à cracher, elle faillit vomir.

Pensant que je pouvais bien m'abuser sur cette prétendue transposition des sens, et que ma somnambule ne faisait que lire dans ma pensée, ce qui serait déjà une faculté très-remarquable; j'achetai une douzaine de très-petites bouteilles, absolument semblables, et pouvant toutes se cacher facilement dans le creux de la main; j'y fis mettre des liquides incolores, mais de saveur et d'odeur très-différentes; je les bouchai parfaitement; je n'y mis pas d'étiquette, bien entendu; puis je priai une personne de les disposer à sa guise, et de me les donner, en prenant au hasard, au fur et à mesure que je les appliquais sur l'épigastre de la somnambule; l'expérience réussit parfaitement; elle ne commit pas une seule erreur (1).

(1) Plus tard, je fis mieux que cela, j'opérai dans l'obscurité la plus profonde, et toujours elle m'indiqua les objets, leur forme, leur couleur ; elle put même lire quelques lignes, mais cette dernière opération la fatiguait beaucoup.

Je n'ai plus qu'un mot à dire, et j'arrive à la crise.

Quand je demandais à F*** par où elle voyait : « bonne question, me répondait-elle, je vois par où l'on voit, par mes yeux. — Où sont vos yeux? — Là (en m'indiquant l'épigastre). — Où est votre nez? — là. — Et votre bouche? — encore là (toujours à l'épigastre). C'est drôle! je vois, j'entends, je sens par là; toute ma tête est là; — oui, j'ai là une vraie tête... sans cheveux. »

En présence de pareils faits et de tant d'autres encore, que sommes-nous, grand Dieu! — Comment vivons-nous?

JOURNAL

DE

LA CRISE DE FANCHETTE M***

La veille de sa crise, Fanchette a beaucoup souffert de la tête; après son dîner, elle a eu mal à l'estomac.

Elle était chez moi dans la soirée; Mme de Résimont la voyant très-accablée, l'engagea à se reposer dans un Voltaire. Après plusieurs contractions musculaires accompagnées de cris étouffés, de gémissements sourds, la somnambule s'affaisse sur elle-même, ses yeux se ferment, elle est calme; on la croit endormie.

J'étais sorti, et il y avait au moins une heure qu'elle se trouvait dans cet état, quand je rentrai. J'avais à peine mis le pied sur le seuil de la porte, lorsque Fanchette se releva, et me fit signe d'approcher d'elle; sa main cherchait la mienne: elle la saisit et m'indiqua par un geste très-significatif qu'il fallait que je lui fisse des passes. Elle était en somnambulisme;

elle y était entrée spontanément, pour la première fois depuis bientôt trois ans qu'elle était somnambule. — Je voulus mentalement qu'elle ouvrit les yeux : ils étaient fortement convulsés.

Après dix minutes de magnétisation à grand courant, elle me dit qu'elle se trouvait mieux, mais qu'elle avait beaucoup souffert au moment de *s'endormir toute seule*, qu'il lui était impossible de parler lorsque j'étais entré ; la crise qui devait avoir lieu le lendemain, était la seule cause de cet état insolite.

Mercredi 28 *octobre* 1840. J'entre chez Fanchette à sept heures du matin ; elle est éveillée (elle s'éveillait habituellement assez tard, parce qu'elle dormait peu pendant la nuit) ; ses yeux sont fixes ; ils expriment l'étonnement et l'inquiétude, presque l'effroi.

Je lui demande comment elle se trouve, elle me répond brusquement : « bien, » puis, « je ne sais pas. — Voulez-vous venir déjeuner, Mlle Fanchette ? — oui, j'irai. »

Vingt minutes après, je remonte dans sa chambre : je la trouve occupée à faire son ménage ; son regard a toujours la même expression, ses mouvements sont brusques et saccadés ; je l'engage de nouveau à descendre pour déjeûner ; je la prie aussi de venir sentir l'odeur d'une fleur qu'elle a dans sa chambre ; elle s'en approche ; son regard est fixe, elle a l'air de ne pas la voir ; et après l'avoir sentie, elle me répond :

elle sent bon..... je crois. Un instant après elle descend pour laver son vase de toilette à la pompe (ce qu'elle faisait chaque jour); son regard est toujours fixe, mais il exprime moins la terreur; ses mouvements sont toujours brusques et saccadés. Elle remonte dans sa chambre, puis vient déjeûner un instant après, accompagnée par Mme de Résimont. Elle déjeûne sans hésitation, mais l'œil toujours fixe et hagard. Dès qu'elle a fini, je l'engage à mettre un serre-tête, elle me regarde avec étonnement et crainte; et, après avoir tenu un instant, à la main, le bonnet que je viens de lui donner, elle le jette par terre en disant d'une voix courroucée: « Je ne veux pas le mettre; » elle se lève, et répète encore: « Je ne veux pas le mettre ». Je la conduis alors vers mon cabinet; elle ne m'oppose pas trop de résistance, mais une fois arrivée, elle me dit: Je ne veux pas rester ici, je ne veux pas être magnétisée. Je parviens à la faire asseoir, je lui applique ma main sur le front, elle entre en somnambulisme deux minutes après. — Il est huit heures et demie. — Alors le calme succède à l'agitation: l'inspiration et l'expiration se font très-facilement. Je profite de ce moment de repos, de cet état presque comateux pour lui faire sur la tête, le col et la poitrine les frictions oléagineuses qu'elle m'avait demandées en m'annonçant sa crise: ce calme a duré une demi-heure, et n'a été interrompu que très-rarement par une respiration bruyante, saccadée.

Elle vient de lever brusquement le bras gauche, et l'a laissé retomber de même. Le calme continue; le pouls donne quatre-vingt pulsations par minute.

Neuf heures et quart. Elle ouvre les yeux; ils sont convulsés; la pupille est dirigée en haut, la conjonctive est fortement injectée, surtout à l'œil gauche; je rapproche ses paupières. Elle lève les bras avec de fortes contractions, puis elle se dresse, et se laisse tomber à côté de son siége en poussant un gémissement (je la tenais, elle est tombée très-doucement). Le calme succède à cette agitation momentanée, il est bientôt interrompu par des mouvements brusques et une respiration saccadée. Des contractions ont lieu dans les muscles du col et du tronc, puis tout son corps devient raide : contractions saccadées dans les muscles des bras; gémissements sourds, cris aigus. Elle se jette de nouveau par terre et y reste assise : elle est calme un instant. Depuis qu'elle est en somnambulisme elle n'a pas encore prononcé un mot. Je lui ai plusieurs fois adressé la parole, elle ne m'a pas répondu.

Neuf heures et demie. Vive agitation : elle frotte sa tête sur le dossier de son fauteuil, elle la secoue violemment. J'y applique les mains, elle se calme. Ses yeux roulent constamment dans leur orbite. Il y a ptyalisme depuis qu'elle est entrée en somnambulisme, mais la salivation est beaucoup plus abondante en ce moment.

Dix heures moins le quart. Grincement de dents;

elle cherche à m'égratigner ; elle secoue violemment sa tête, puis elle se jette par terre ; elle se calme. (J'avais fait étendre dans mon cabinet un vieux tapis sur lequel elle pouvait se rouler et cracher à son aise.)

Dix heures vingt-cinq minutes. Je lui demande si elle veut manger et boire, elle me répond : « oui. » — C'est la seule réponse qu'elle m'ait faite depuis qu'elle est en somnambulisme. Je lui présente des œufs et du pain, elle ne prend pas ; je suis obligé de lui mettre les aliments dans la bouche à l'aide d'une cuiller de buis qu'elle serre fortement entre ses dents, et que j'ai peine à lui faire lâcher. Enfin elle avale ce que je lui présente, toujours en le lui mettant dans la bouche, et elle boit avec avidité trois verres d'eau vineuse.

Dix heures trente-cinq minutes. Elle a à peine cessé de manger, qu'elle s'éveille spontanément en poussant un cri perçant ; une personne étrangère se trouve là, Fanchette est saisie de terreur ; elle s'en éloigne en poussant les cris les plus aigus ; elle me dit qu'on veut la tuer, et me prie de la laisser sortir.

Cette personne nous quitte, Fanchette se calme. Cependant elle me prie plusieurs fois encore de la laisser sortir, me demandant pourquoi je l'ai enfermée dans une cave. Je refuse ; elle insiste, en disant qu'elle veut aller à la Messe. Elle se calme cependant, et s'endort d'un bon sommeil qui dure vingt minutes ;

puis elle s'éveille brusquement, se gratte la tête avec violence, me supplie de nouveau de la laisser aller dans la cour, disant qu'elle n'est pas malade, et que là, au moins, elle verra clair, tandis qu'ici il fait presque nuit.

Elle est tantôt calme, tantôt agitée; lorsque je viens à ouvrir la porte de mon cabinet, ce que je fais le moins souvent possible, elle s'élance avec précipitation, et fait tous ses efforts pour m'échapper et sortir. Deux personnes entrent successivement et lui causent une très-grande frayeur; elle se réfugie près de moi, couvre ses yeux avec mes vêtements, puis elle se cache sous le lit, sous mon bureau, en s'écriant qu'on veut la tuer. Je lui mets la main sur les yeux pour qu'elle ne voie pas ces personnes, et elle se calme. Elle me demande encore de sortir, et allègue pour prétexte un besoin à satisfaire. Comme il est trois heures, et que le moment de la mettre en somnambulisme est arrivé, je préfère qu'elle y satisfasse dans cet état; je lui applique donc la main sur le front en voulant qu'elle entre en somnambulisme, mais, contrairement à ce matin, elle est très-agitée; elle me demande ce que je veux faire, je le lui dis; elle s'écrie qu'elle ne veut pas, elle m'oppose une vive résistance; cependant au bout d'un instant elle entre en somnambulisme. Ainsi que ce matin, le calme succède à l'agitation. Je lui adresse plusieurs questions, elle ne me répond pas. Bientôt elle s'agite, se laisse tomber devant son siége, m'égratigne ; je la relève et je commence la friction oléagineuse ; elle est assez calme durant cette opération qui dure longtemps.

Cinq heures moins vingt minutes. Je lui demande si elle veut manger, elle refuse par un signe de tête ; je réitère mon offre, cinq minutes après : elle me répond : « oui. » Je suis obligé de lui donner à manger comme ce matin. Après avoir mangé à peu près autant qu'à son déjeûner, et avoir bu quatre verres d'eau rougie, elle sort spontanément, comme ce matin, de l'état somnambulique ; elle pousse un cri perçant (je suis cependant seul avec elle) ; son regard exprime plutôt l'étonnement que la crainte. Elle me prie, sous différents prétextes, de la laisser sortir ; elle me dit qu'elle manque d'air, qu'elle étouffe, qu'elle veut aller un instant dans la cour, qu'elle veut monter dans sa chambre, qu'elle y est attendue par une personne de sa connaissance. Ses yeux sont toujours extrêmement injectés, surtout le gauche ; il y a strabisme, ce que je n'avais pas encore observé chez elle, jusque là ; la cornée transparente a beaucoup perdu de son éclat ; elle est presque terne ; son aspect annonce un grand trouble dans la vision.

Sept heures. Fanchette me demande l'heure : désirant qu'elle se couche le plus tôt possible, je lui réponds qu'il est neuf heures. Elle me dit qu'il faut qu'elle aille se coucher, je lui indique le lit qu'on a préparé pour elle dans mon cabinet ; elle le prend pour un cerceuil. Je la conduis près du lit pour qu'elle s'assure bien que ç'en est un. Elle persiste à dire que c'est un cercueil : je l'engage à s'asseoir sur ce lit, elle s'y place; mais tout à coup elle se jette par terre, et fixe son regard sur quelques charbons allumés qui brillent à travers l'ouverture de la porte du poële qui se trouve en face d'elle : les bras tendus, elle veut s'élancer vers le poële; je la retiens. Un instant après nous allons nous asseoir devant mon bureau, elle en cherche la clé à *tâtons*; ne la trouvant pas, elle passe sa main sous le tiroir et le secoue avec force (ce tiroir renferme des instruments avec lesquels elle aurait pu se blesser). Une lampe est à quelques pas de nous, elle la regarde fixément, puis elle veut s'élancer dessus. Je la retiens (je suis constamment près d'elle). Je parviens à la calmer; je me nomme. « Puisque vous êtes M. de Résimont, me dit-elle, conduisez-moi dans votre cabinet, il y fait si bon! Nous y sommes, lui répondis-je; mais non, nous sommes dans une cave où il fait bien noir. » Je veux qu'elle se couche, elle s'y refuse; je me vois obligé de la déshabiller et de la coucher, car il y avait chez elle aliénation mentale, démence. Je passe un lien par dessus sa poitrine, après l'avoir bien fixé à la couche. Elle s'écrie que je l'ensevelis après l'avoir mise dans un cercueil. Le calme succède cependant à l'agitation; elle me dit qu'elle serait bien heureuse si elle avait une belle robe et un beau chapeau.

Je la quitte après avoir barricadé la fenêtre qui

est, du reste, assez élevée (il n'y en a qu'une); et je laisse la porte entr'ouverte un instant pour l'observer; elle veut se lever, mais sentant de la résistance, elle pousse un cri de frayeur, et s'enfonce dans son lit. Je ferme la porte à la clé, je reste un instant dans le corridor; elle est calme; un moment après je l'entends crier, elle demande son confesseur, en disant qu'elle veut mourir. J'entre, elle cesse de crier, mais elle continue à demander son confesseur, disant qu'elle veut mourir. Je la calme entièrement, puis je me retire.

29 *octobre*. J'entre dans mon cabinet à sept heures et demie; elle est enfoncée dans son lit, et très-calme. Elle ne me reconnaît sans doute pas aussitôt, car à ma vue elle pousse un cri, et s'enfonce jusqu'au pied de son lit, je l'en retire; elle était couchée en rond; elle avait la tête nue. Elle me demande un peigne, sans doute avec l'intention de se blesser; je lui réponds que je la peignerai moi-même; je relève ses cheveux, je lui remets son bonnet, et je la quitte bientôt après; au bout d'un moment elle est très-calme; le lien est resté sur sa poitrine. — Je sors de chez moi; mon absence dure trois quarts d'heure. Je rentre; cette fois elle me reconnaît à l'instant.

Je lui offre du café au lait; après un peu d'hésitation, elle le goûte, et me dit: « C'est bon, » elle mange tout; — elle est toujours calme et dans son lit.

— Je crois pouvoir la quitter ; mais à peine suis-je sorti de chez moi, qu'elle se lève, frappe à la porte, renverse son lit, les chaises, les fauteuils ; crie qu'on l'enferme, fait un vacarme épouvantable. — On m'envoie demander, j'arrive une heure après ma sortie. J'entre, elle est près de la porte ; elle est hideuse à voir, aussi hideuse que la plus horrible folle qui hurle dans son cabanon ; elle me saute à la gorge, je la terrasse, sans cependant lui faire aucun mal ; sa fureur est à son comble ; elle écume ; je la maintiens, je la replace sur son lit.

Dix heures trois minutes. Je lui applique ma main sur le front en voulant qu'elle entre en somnambulisme, elle la repousse, en me demandant ce que je veux lui faire ; elle résiste beaucoup ; enfin, elle tombe en somnambulisme : même état que la veille, pas de réponse à mes questions ; calme presque continuel, interrompu seulement par quelques hochements de tête, et quelques cris aigus, mais très-rares. Je la calme en lui serrant fortement la tête entre mes mains pour augmenter l'action de son bonnet. La salivation est toujours très-abondante, le globe de l'œil roule convulsivement sous les paupières qui s'entr'ouvrent plusieurs fois ; le pouls donne toujours de soixante-quinze à quatre-vingt pulsations par minute.

Onze heures trente-cinq minutes. Je lui demande si elle veut manger : pas de réponse ; si elle veut *boire* et manger ; elle me répond « oui ». — Elle mange et boit comme hier. Elle s'éveille immédiatement après avoir cessé de manger : étonnement sans crainte; bientôt beaucoup d'agitation, elle ne veut plus rester au lit; je la place sur un fauteuil; tout à coup elle découvre sa poitrine et me dit qu'il faut que je la tue par *là;* qu'elle veut mourir; elle demande son confesseur, elle veut aller à l'église, elle veut sortir; puis elle se calme, s'endort la tête appuyée sur mon épaule; ce sommeil qui est profond et calme dure un quart d'heure; elle s'éveille brusquement et s'écrie : « allons là-bas, on se tue, il faut que j'y aille. » — Je la retiens, elle m'égratigne, me mord et pousse assez longtemps les cris les plus aigus ; elle s'approche de mon bureau, cherche, comme la veille, à en ouvrir le tiroir ; se plaint d'être enfermé dans un caveau, dans une prison dont je suis le geôlier, me supplie, en pleurant, de la laisser sortir un instant. — Elle saisit une plume sur mon bureau, elle se l'enfonce dans la peau, je la lui enlève; elle est beaucoup plus agitée qu'hier, elle est parfois furieuse; je siffle très-doucement pour savoir l'effet que cela produira sur elle; elle me fait signe de cesser. Je prie Mme de Résimont d'entrer : elle la regarde d'abord fixément sans avoir l'air trop effrayé, mais bientôt la peur la saisit, elle se sauve au fond de la chambre, se jette sur son lit et se couvre la figure avec le duvet; je parviens cependant à la calmer en me nommant, et en lui parlant avec beaucoup de douceur; elle verse d'abondantes larmes. Ses yeux sont toujours très-rouges, la conjonctive de l'œil gauche surtout est fortement injectée.

Depuis que sa crise a commencé, j'ai pris mes repas près d'elle, elle m'a vu manger avec indifférence, sans rien me demander; et j'ai toujours mangé pendant qu'elle était à l'état de veille, qui est cependant un état magnétique; car, dans cet état, il y a insensibilité; elle n'entend pas non plus ce que je dis à d'autres personnes ni ce qu'elles me répondent. A l'état somnambulique au contraire, elle ne me répond que lorsque je lui offre à manger; d'autres que moi peuvent entrer sans l'effrayer; on fait du feu, on donne de l'air à mon cabinet, elle ne touche à rien, elle ne cherche pas à se sauver; elle pousse bien quelques cris, quelques gémissements sourds, mais le plus souvent elle est dans une sorte d'état comateux, de torpeur.

Trois heures. Je la mets en somnambulisme, elle est d'abord très-calme, j'en profite pour lui faire une friction oléagineuse qui dure vingt minutes. Au bout de ce temps elle me fait signe de cesser. — Hochements de tête, contractions musculaires que je calme en lui serrant fortement la tête; cris aigus mais assez rares; strabisme assez fréquent, et très-prononcé.

Deux de mes amis viennent la voir. Pendant que je cause avec eux, Fanchette s'éveille spontanément, au moment où j'allais lui offrir à manger (pendant cette conversation, j'ai négligé d'appliquer de temps en temps ma main sur sa tête, ainsi que je l'ai fait jusqu'ici pendant qu'elle était en somnambulisme, ce qui l'a toujours calmée). Ces personnes se retirent pour ne pas l'effrayer. Je lui offre à manger, elle refuse. — Je dîne près d'elle; je lui offre du raisin. « Vous avez du raisin, me dit-elle, (il y en a un panier devant moi). — Oui. — Eh bien, j'aimerais mieux boire. » Je lui donne un verre d'eau vineuse qu'elle boit avec avidité.

Dans la soirée, elle continue à vouloir sortir sous différents prétextes. A neuf heures, je lui dis qu'il est tard. « Eh bien, me répond-elle, il faut que j'aille me coucher, — dans ma chambre. — Voilà un lit, lui dis-je; — non, ce n'est pas un lit, c'est un cercueil. » Je le lui fais toucher, elle persiste à me dire que c'est un cercueil. — Elle ôte un de ses bas elle-même, ce qu'elle n'avait pas fait la veille. — Enfin, elle est couchée; je place un lien par dessus sa poitrine; elle se fâche, elle est furieuse, elle ne me reconnaît pas. Je me nomme: « non, vous n'êtes pas M. de Résimont. » Elle me regarde fixément, me reconnaît et verse d'abondantes larmes. Je la laisse seule. — Je suis à peine sorti, qu'elle crie, qu'elle sanglotte; elle dit qu'elle étouffe, qu'il lui faut à boire: « à boire, à boire, s'écrie-t elle, je meurs de soif; » je rentre et je lui donne un verre entier d'eau vineuse légère, elle l'avale d'un seul trait, puis elle se couche. Elle est calme; je ne l'entends plus.

30 *octobre*. — J'entre dans sa chambre à sept heures et demie, je venais de l'entendre crier et frapper sur le mur. — Elle est furieuse, elle se dresse sur son lit et me dit: « Ah! te voilà mon geôlier: approche, gredin, scélérat, que je te tue. » Placé à un pas de son lit, je tâche de la calmer en lui parlant avec douceur. — Je me nomme, elle me regarde fixément, puis elle pleure; elle m'a reconnu: « pourquoi donc suis-je ici? est-ce qu'il y a une révolution? est-ce qu'on se bat dans les rues? « Oui, je vous garde ici pour qu'il ne vous arrive aucun mal. — Elle se calme. Un instant après elle me dit: « quand me jugera-t-on? Je voudrais que ce fût bientôt. — Donnez-moi donc un couteau. — Que voulez-vous en faire? — Quelque chose. » A neuf heures, je lui donne son café, elle n'en veut d'abord pas: « ce n'est pas du café cela, c'est du poison. » J'en bois un peu, puis je le lui offre de nouveau; elle le prend d'abord avec méfiance, enfin elle se rassure et finit par tout prendre.

Dix heures. Je la mets en somnambulisme, elle s'y oppose en disant que je l'étouffe; la résistance n'est pas très-longue. — Au bout d'un quart d'heure, je lui demande si elle veut prendre son lavement, j'ajoute qu'elle doit en prendre un, qu'elle doit le savoir; — pas de réponse; — on le lui donne. — Par inadvertance, on n'y avait mis que deux cuillerées d'huile au lieu de quatre qu'elle s'était prescrites.

Vingt minutes après elle a une selle assez dure et noirâtre, (jusqu'ici la malade a toujours uriné assez abondamment, mais parfois avec beaucoup de difficulté).

Onze heures et demie. Je lui offre à manger, elle mange et boit passablement. — Elle s'éveille immédiatement après; elle est calme un instant, puis tout à coup elle s'assied sur son lit, son tronc se renverse fortement en arrière, sa tête est un peu inclinée sur l'épaule droite; je veux la redresser, impossible; j'aurais pu lui rompre le col; tout son corps est dans un état de rigidité extrême; les yeux sont toujours injectés, ils sont fortement convulsés (ils se sont convulsés très-souvent depuis ce matin, mais il y a moins de strabisme). L'opisthotonos dure quatre minutes, puis son corps reprend graduellement sa souplesse.

Un instant après elle s'endort d'un sommeil calme et profond qui dure vingt minutes. A son réveil, elle pousse un cri et s'élance sur moi en furie; je la calme à l'instant en me nommant. La salivation continue à être très-abondante.

Une heure. J'ouvre la porte de mon cabinet, elle s'élance pour sortir, je la retiens, elle entre en fureur, me dit que je suis un scélérat de geôlier qui l'enferme; je me nomme, mais je ne parviens pas à la calmer; elle veut sortir, ma résistance l'irrite de plus en plus, elle me frappe; cette scène violente dure assez longtemps; elle se roule sur le tapis, me tient par une jambe et fait tous ses efforts pour me mordre. A force de lui répéter mon nom, elle finit par me reconnaître, d'abondantes larmes annoncent la fin de sa fureur. — Depuis ce moment jusqu'à trois heures elle a été assez calme, elle a dormi plusieurs fois ; deux fois elle m'a demandé un couteau *pour faire quelque chose ;* deux fois elle m'a demandé à être *saignée* à l'épigastre, disant qu'elle y avait mal (hier c'était par *la poitrine* qu'elle me demandait à être tuée, parce qu'hier elle souffrait beaucoup de la poitrine).

Trois heures. Je la lève, elle est calme. — Je veux la mettre en somnambulisme. Elle s'y oppose, en disant que je veux l'étouffer. Après une lutte assez vive, je parviens à la calmer, et alors je l'y mets facilement.

Cet état est toujours le même, seulement elle est plus calme ; elle agite, elle secoue sa tête moins souvent.

Quatre heures. Je lui offre à boire et à manger ; sa réponse est toujours « oui, » — excepté cela, aucune parole à l'état somnambulique.

Après son repas, elle reste encore une demi-heure en somnambulisme et elle est calme. — Au moment de mon dîner elle voit du vin apporté pour moi, elle en veut, je refuse parce qu'il est pur, elle est violemment irritée ; je fais alors apporter de l'eau vineuse très-légère, elle en boit un verre. Dans la soirée elle est assez calme ; elle dort plusieurs fois. — Elle me demande encore de la saigner à l'épigastre, disant qu'elle y a très-mal.

Huit heures. Je l'engage à se coucher, elle ne veut pas. — Je suis obligé de la mettre au lit. — Je place un lien par dessus sa poitrine, elle est assez calme; je me retire. Mais bientôt je l'entends crier; elle se lève, vient frapper à la porte avec violence; j'entre, elle est furieuse; je suis accompagné d'un de mes amis qu'elle connaît, qu'elle a souvent vu chez moi; sa figure exprime d'abord la terreur, mais au lieu de se sauver, elle se met sur la défensive; elle saisit une chaise et la lève sur lui. « Mlle Fanchette, lui dit-il, avec douceur, vous ne me reconnaissez donc pas? je suis M. Bedford. — Non, tu n'es pas M. Bedford, lui répond-elle, tu es un monstre qui viens me tuer », et elle reste devant lui toujours menaçante; M. Bedford fait un pas vers elle, Fanchette veut alors lui asséner un coup de chaise; je la lui enlève, et c'est sur moi que retombe sa colère.

Après le départ de M. Bedford, je parviens à la calmer; elle se couche; bientôt après elle se lève de nouveau et vient encore frapper à la porte en remplissant la maison de ses cris (la science s'achète souvent extrêmement cher); je parviens à la calmer un peu, elle se remet au lit, et je replace le lien par dessus sa poitrine; mais au moment où j'allais me retirer, elle se met sur son séant, crie, hurle, fait tous ses efforts pour me mordre, et je suis obligé, pour l'en empêcher, de lui appliquer une main sous le menton et l'autre au-dessus de la bouche. « Je veux que vous restiez au lit, entendez-vous, lui dis-je assez sévèrement; » sa fureur augmente, elle est bientôt à son comble, et une prostration extrême ne tarde pas à lui succéder, sa figure se couvre d'une sueur abondante; ses traits sont horriblement décomposés; son nez est rouge comme de la lie de vin, sa face est vultueuse, vergetée, ses yeux très-injectés, surtout le gauche, le strabisme est plus prononcé que jamais; elle est hideuse à voir; elle m'accable d'injures d'une voix rauque, cassée, saccadée, d'une voix de femme de la halle qui a l'habitude de s'enivrer avec de l'eau-de-vie, d'une voix que je ne saurais bien dépeindre: « Ote-moi bien vite mon bonnet, brigand de geôlier, —bien vite, bien vite; —j'étouffe; — ôte aussi le lien qui est sur ma poitrine; tu n'auras plus la peine de me garder, va, scélérat; — demain, quand tu viendras, tu ne trouveras plus que mon corps, mon âme sera partie ». Puis elle joint les mains et s'écrie toujours d'une voix rauque et saccadée: « Mon Dieu, je me confesse à vous, – donnez-moi l'absolution; » – elle pousse un cri aigu, puis son tronc se renverse fortement en arrière; l'opisthotonos dure un quart d'heure; sa figure prend une teinte cadavéreuse.

J'ai depuis un instant le doigt sur son pouls: en ce moment il est irrégulier, enfoncé, misérable; je suis très-inquiet. Usant de tout le pouvoir magnétique que j'ai sur elle, je veux mentalement et en lui tenant toujours la main, qu'elle revienne à elle; je lui parle avec douceur; je me nomme souvent, je la prie de me reconnaître, et je parviens à la calmer un peu après une heure et demie d'angoisse; sa figure commence à reprendre une coloration plus naturelle; sa voix est moins rauque et un peu moins saccadée; le pouls se relève; enfin d'abondantes larmes mettent fin à cette horrible scène; elle me reconnaît, elle me nomme, elle se calme entièrement.

Minuit. « Vous avez l'air bien fatigué, me dit Fanchette, allez donc vous coucher, vous avez besoin de repos; — j'irais si j'étais sûr que vous fussiez tranquille maintenant; — je vous le promets, allez vous reposer. Dites donc, comme ce cachot est mal bâti, n'est-ce pas? il n'y a seulement pas une petite fenêtre (j'ai déjà dit que la tablette de la fenêtre était très-élevée; de plus, cette fenêtre était placée loin de son lit, elle était aussi cachée par des rideaux très-épais; il n'est donc pas étonnant que la malade, dont la vision était profondément troublée, ne l'ait pas vue), il n'y a qu'une grosse vilaine porte dont la serrure est joliment forte, sans cela, il y a longtemps que je l'aurais brisée; aussi j'étouffe ici. — Ce cachot est rempli de bêtes qui me mangent la tête; il ne m'en reste plus qu'un peu, et encore c'est pourri. Quelles grosses poutres il y a ici (le plafond est cependant sous poutres), c'est pavé comme une écurie. — Quand me juge-t-on? tâchez donc de parler aux juges pour moi; si l'on veut me condamner à mort, que ce soit tout de suite. — Mais allez-vous-en donc, si le geôlier venait, il vous tuerait; cependant je le prierais de ne pas vous faire de mal; il est quelquefois assez doux avec moi; mais le roi est méchant, il m'a battue tout à l'heure, le scélérat; oui, ils étaient trois: l'un me tenait à la gorge, un autre par les pieds, et le roi frappait sur moi. — Mais allez donc vous coucher, vous aurez mal à la tête, je le vois bien. — Dieu comme vous êtes laid; vous n'étiez pas comme ça autrefois; quelle grande bouche vous avez maintenant, quel gros nez, quels gros et grands yeux! — Vous êtes marié? — Oui. — Votre femme va bien? — Fort bien, je vous remercie. — Mais allez donc vous coucher; on respire un si mauvais air ici, vous seriez malade. »

Pensant qu'elle me priait de la laisser seule, pour pouvoir faire encore quelque sottise, je tâchais de lutter contre le sommeil; cependant la voyant très-calme, je me décidai à la quitter, après avoir replacé le lien par dessus sa poitrine. Il est trois heures du matin.

31 *octobre*. J'entre dans mon cabinet à sept heures et demie. En me voyant, Fanchette s'assied sur son lit, les ongles tournés vers moi, elle me prend encore pour son geôlier; je me nomme, elle me reconnaît et se calme.

Ses yeux sont beaucoup moins injectés qu'hier ; le strabisme a considérablement diminué.

Je la quitte et je ne reviens près d'elle qu'à neuf heures. Elle me prie de lui acheter un peu d'eau près du geôlier pour qu'elle puisse se laver ; elle s'inonde la figure et le col, ce qui paraît lui procurer une très-vive jouissance.

Je lui offre du café au lait, elle en prend très-peu ; elle a des rapports.

Neuf heures et demie. Je veux la mettre en somnambulisme, elle repousse ma main, mais sa résistance dure fort peu de temps ; elle y entre facilement.

Je lui adresse la parole : pas de réponse.

Ses yeux sont toujours fortement convulsés ; les paupières s'ouvrent très-souvent ; je suis obligé de les rapprocher.

Dix heures et demie. Je lui demande si elle veut boire et manger, elle me répond : « oui ; » je suis toujours obligé de lui mettre les aliments dans la bouche, mais elle boit seule et avec avidité.

Elle sort de l'état somnambulique dix minutes après avoir mangé ; cette fois elle est calme.

Le ptyalisme est aussi fréquent et non moins abondant que ces jours-ci.

Fanchette se plaint de souffrir beaucoup de l'estomac, elle me dit que je devrais bien la saigner *là ;* elle se frappe plusieurs fois l'épigastre, et tâche d'en faire sortir du sang avec ses ongles ; elle me demande un couteau, mon refus l'irrite violemment.

Pour tâcher de la distraire, de la calmer, je lui parle d'une dame qu'elle connaît, qui est venue pour la voir tout à l'heure, pendant qu'elle était en somnambulisme, et qui est encore dans mon cabinet, placée assez loin de nous dans un endroit un peu sombre: Fanchette se la rappelle fort bien, elle me dit qu'elle désirerait bien la voir; je prie cette dame de vouloir bien s'approcher et je dis à Fanchette: « eh bien, voilà Madame B*** que vous désirez tant voir. » Fanchette la regarde avec étonnement et crainte, puis elle se jette en arrière en poussant un cri; elle tombe en syncope.

Revenue à elle, elle me dit: « Vous m'aviez promis de me faire voir Madame B***, et je n'ai vu qu'une horrible bête qui voulait me faire du mal. »

Un instant après elle me parle encore de son jugement; je lui réponds que j'ai obtenu son acquittement; qu'elle doit être jugée et acquittée dimanche soir, et que nous sortirons ensemble lundi. « Quand donc lundi? — dans deux jours; — ah! c'est peu, il y a si longtemps que je suis ici! — il y a bien six mois. — Mais comment pourraï-je sortir? je n'ai plus d'habits, plus de meubles, plus rien, on m'a tout tout volé et on a brûlé la maison où je demeurais; j'y avais deux jolies chambres (son petit appartement se compose en effet de deux chambres); — je ne sais plus dans quelle rue. —

Ne vous tourmentez pas, je vous acheterai d'autres habits et d'autres meubles; — ah! que vous êtes bon! » — Elle se calme, et dort d'un sommeil qui dure un quart d'heure.

Trois heures. Je veux la mettre en somnambulisme; elle me dit que je l'étouffe, sa résistance ne dure cependant qu'un instant.

Je lui adresse encore plusieurs fois la parole pendant qu'elle est en somnambulisme, mais je n'obtiens aucune réponse.

Quatre heures et demie. Je lui demande si elle veut manger et boire, elle me répond: « oui; » elle mange sans appétit, avec indifférence; je suis toujours obligé de lui porter les aliments à la bouche, mais elle boit de l'eau vineuse avec avidité.

Immédiatement après avoir cessé de manger, elle s'éveille en faisant un bond et en poussant un cri des plus aigus: « Ah scélérat de geôlier, me dit-elle, tu m'as empoisonnée. » Elle porte la main à son flanc droit et se plaint d'y avoir quelque chose qui la brûle. Cette douleur finit cependant par se calmer; elle s'endort. A son réveil, elle se plaint de souffrir beaucoup du bas-ventre, de la vessie; les membres inférieurs sont violemment agités.

Sept heures. Devant la mettre trois fois en somnambulisme aujourd'hui et demain, je me dispose à la magnétiser; elle repousse ma main, mais son opposition dure peu. Elle ne répond toujours pas aux questions que je lui adresse dans cet état. Le pouls est calme ; sa bouche est couverte d'une salive très-abondante et assez visqueuse. Je lui fais une friction oléagineuse.

Huit heures. La malade sort brusquement de l'état somnambulique ; couchée à plat ventre sur son lit, les bras tendus vers moi, le regard furieux, elle s'écrie : « Te voilà, geôlier ; — donne-moi un poignard, donne bien vite. » Je me nomme, elle se calme et se recouche.

« Votre tête est beaucoup trop grosse, me dit-elle, donnez-moi donc un couteau, que je vous en enlève un peu ; — je vous arrangerai cela très-bien. — Si j'avais une aiguille, je rapprocherais les petits morceaux de ma tête qui me restent encore, car les bêtes qui sont ici m'ont presque tout mangé. »

« Vous devriez bien me donner cela, ajoute-t-elle, en jetant un regard fauve sur la cordelière de ma robe de chambre, je m'en ferais un joli collier. »

Neuf heures et demie. Elle est calme ; je me retire.

1er *novembre*. Sept heures. Je l'entends pousser des cris. A travers la serrure, je la vois qui se dresse sur son lit ; j'entre, elle s'élance vers la porte ; je me nomme, elle me reconnaît assez vite. Je l'engage à se recoucher ; elle se calme.

Je lui demande si elle veut de l'eau pour se

laver, elle accepte avec joie, et me prie de la payer au geôlier, parce qu'on lui a volé tout ce qu'elle possédait.

Après s'être lavée, elle me demande du vin, et du bon; je lui donne de l'eau vineuse qu'elle boit avec avidité.

Sept heures et demie. Je la quitte, et je ne rentre qu'à huit heures et quart. Je la retrouve assez calme; elle me demande du café; jusqu'ici elle ne m'avait rien demandé, pas même du café, et elle ne prenait cependant que cela sans trop d'indifférence.

« Je vais prendre mon café avec bien du plaisir; — il y a si longtemps que je n'ai rien mangé. » Elle en prend en effet une assez grande tasse; elle ne laisse pas une seule goutte, et elle ramasse les mies. « Que c'est bon cela, — mais il n'y a que cela de bon ici, tout le reste est empoisonné. »

Ses yeux ne sont presque plus injectés; la conjonctive est presqu'entièrement revenue à son état normal, mais la cornée transparente est encore terne. Le strabisme est beaucoup moins fréquent et moins prononcé; la salivation est moins abondante qu'hier.

Neuf heures vingt minutes. La malade se plaint de souffrir de l'estomac; elle porte plusieurs fois la main à l'épigastre, se le frictionne; elle y éprouve beaucoup de chaleur. Après dix minutes de souffrances très-aiguës, après une syncope qui a duré assez longtemps, elle vomit à peu près quatre-vingt-seize grammes d'un sang noirâtre et assez épais: c'est une hématémèse bien caractérisée.

Ce vomissement est suivi d'un peu de soulagement; mais la malade se plaint encore d'avoir la gorge et l'estomac en feu; la langue est assez rouge et un peu sèche; elle me demande à boire; je lui donne de l'eau qu'elle boit avec avidité. Elle me prie aussi de lui donner de l'air, j'ouvre la porte: cette fois elle n'essaye pas de se sauver.

Dix heures moins le quart. La malade ne souffre presque plus de l'estomac, mais elle se plaint d'éprouver des douleurs très-aiguës à l'hypogastre et aux aines.

« Cette nuit, me dit-elle, un homme placé là haut (au plafond), a jeté deux écrevisses sur mon ventre; après y avoir bien travaillé, bien mangé, elles sont descendues l'une à droite (l'aine droite), l'autre à gauche (l'aine gauche); — celle qui est à droite ne remue pas beaucoup, elle est un peu engourdie; mais celle qui est à gauche me ronge joliment, aussi elle est déjà bien grosse; — puis elle me pince souvent avec ses pattes. — Si j'avais un couteau j'ouvrirais cet endroit là, et je l'en ferais sortir. — Vous venez de me dire que nous nous en irions d'ici demain, comment voulez-vous que je sorte, si cette vilaine bête est encore là? — si j'avais seulement une bonne grosse pierre pour l'écraser. »

Dix heures cinq minutes. Je mets la malade en

somnambulisme ; elle me dit que je l'étouffe, au moment où je lui applique une main sur le front, mais elle résiste peu. Je lui adresse encore plusieurs questions auxquelles elle ne répond pas. Je lui fais une friction oléagineuse.

Ses paupières s'entr'ouvrent assez souvent et me laissent voir des yeux toujours fortement convulsés et dont la pupille est dirigée en haut. L'état somnambulique est du reste assez calme, ainsi que cela a eu lieu depuis que la crise a commencé, sauf quelques contractions musculaires et nerveuses, quelques soubresauts des tendons que j'ai surtout observés le premier jour.

Onze heures. Voulez-vous boire et manger ? « Oui. » — Je ne lui donne qu'un peu de potage aux herbes, à cause de l'hématémèse ; et, pour la même raison, je ne lui présente que de l'eau pure ; mais elle n'en veut pas, et repousse le vase ; j'y mets quelques gouttes de vin : elle boit.

Elle sort de l'état somnambulique un instant après ; elle est calme.

« Mon Dieu que votre figure est enflée, me dit-elle, quel grand nez ! quels grands yeux ! Qu'avez-vous donc de blanc dans la bouche ? — Des dents. — Est-ce que j'en ai aussi ? — Certainement. »

Midi. Fanchette désire se lever ; elle s'habille, et elle met son jupon comme elle aurait mis un tablier. Elle marche très-difficilement, avec douleur ; il y a chez elle non seulement de la fatigue, mais de l'affaissement qui est parfois porté jusqu'à la prostration. Il existe encore chez elle un grand trouble dans la vision, bien que la conjonctive ne soit presque plus injectée, car elle se plaint toujours d'être enfermée dans un lieu où il fait presque nuit.

Il y a encore aliénation mentale : elle a une sœur qu'elle croit morte, qui ne l'est cependant pas, et qu'elle a vue quelques jours avant sa crise ; elle lui donne aussi un âge qu'elle est loin d'avoir. « Moi, dit-elle, j'aurai bientôt cinquante ans. — Nous sortons demain, n'est-ce pas? Oui, demain, pas plus tard, je vous l'assure. — Combien y a-t-il de jours d'ici à demain? Pas même un jour; il n'y a plus qu'une après-midi et une nuit, et d'ici à la nuit il n'y a plus que sept à huit heures. — Combien cela fait-il de jours huit heures? — Cela ne fait pas de jours, cela fait huit heures ; — est-ce long une heure? — Il y a soixante minutes dans l'heure. — Ah ! — Puisque c'est demain que nous devons sortir, nous irons dîner ensemble dans une guinguette, et nous nous soûlerons comme il faut ; et puis nous nous roulerons sur le sable ; je voudrais déjà me soûler aujourd'hui ; nous mangerons de la tarte, et ferme encore ; des harengs aussi ; — si j'avais un hareng je le mangerais bien. »

Trois heures et demie. Je la mets en somnambulisme : sensation d'étouffement au moment où je lui applique la main sur le front, mais pas de résistance. Pas de réponse aux questions que je lui adresse dans cet état; les paupières s'entr'ouvrent assez souvent; les yeux sont toujours convulsés; la respiration est parfois difficile; il y a beaucoup d'agitation dans les jambes; mais pas un cri, pas une plainte.

Quatre heures. Je lui demande si elle veut boire et manger, elle me répond toujours par un oui qu'elle prononce avec peine, d'une voix gutturale.

Elle mange peu et boit beaucoup d'eau très-légèrement rougie. Elle reste encore en somnambulisme dix minutes après ce repas, puis elle s'éveille brusquement, en poussant un cri perçant; sa figure annonce la douleur; son regard est menaçant: « Le geôlier est entré, et il m'a donné des coups de bâton sur les cuisses et sur les jambes, le scélérat! — Ah! que j'y ai mal! » elle y porte plusieurs fois la main, y fait des frictions. « Il faut que je marche un peu pour voir si elles ne sont pas cassées. » Je lui donne le bras; elle chancèle, elle souffre horriblement, elle est obligée de s'asseoir.

Ainsi elle a très-mal aux cuisses et aux jambes, mais elle ne se plaint plus ni de la poitrine, ni de l'estomac, ni du ventre, ni des aines.

Elle souffre tellement des jambes qu'elle ne veut plus rester assise; je l'aide à se coucher.

Sept heures. Je la mets en somnambulisme: sensation d'étouffement, pas de résistance.

Elle est calme; la respiration est facile; pas de réponse à mes questions.

Sept heures et demie. Fanchette sort de l'état

somnambulique; elle a très-mal aux bras, mais elle ne souffre plus des jambes; elle a très-froid, et voilà la première fois qu'elle s'en plaint depuis le commencement de sa crise; il fait, il est vrai, assez froid dans mon cabinet, on ne peut y faire du feu que lorsqu'elle est en somnambulisme; et l'état dans lequel elle s'est trouvée jusqu'ici ne lui a sans doute pas permis d'y être impressionnable.

Huit heures et quart. Fanchette souffre encore des bras, mais elle est du reste assez calme; je vais dans une pièce voisine d'où je puis l'entendre; j'y reste une demi-heure, elle continue à être très-calme pendant mon absence.

A mon retour, je la trouve endormie; son sommeil est très-paisible.

Neuf heures. Fanchette vient de s'éveiller: elle me regarde avec surprise: « Eh! comme votre figure est changée, me dit-elle; votre nez n'est plus si long, vos yeux ne sont plus si gros; — vous n'avez plus la figure si noire non plus; est-ce que vous venez de faire votre toilette? »

« Oh! que j'ai mal partout; je suis comme brisée; votre femme n'est pas morte? — Non. — Pourquoi n'est-elle pas venue me voir? — Parce qu'on ne lui a pas permis d'entrer; — ah! le geôlier sans doute? — précisément, mais vous la verrez demain, puisque nous sortirons ensemble; — ah! je la verrai avec bien du plaisir. — Et Alice (l'aînée de mes enfants, âgée alors de quatre ans), elle n'a pas été malade ? — Non certes. — Elle doit être bien grandie depuis que je ne l'ai vue, car il y a au moins vingt ans. — Est-elle mariée ? — Non, pas encore ; — alors je pourrai aller à sa noce ; tant mieux. »

« Vous aviez encore une autre petite fille ? — Oui ; — elle doit être aussi bien grandie. — Vous me magnétisiez, n'est-ce pas, autrefois ? — C'est vrai ; — vous m'avez magnétisée bien souvent ; — il faisait si bon dans votre cabinet (le souvenir du passé commence à lui revenir un peu, le trouble de la vision diminue, mais il y a toujours divagations, aliénation mentale) ; — il faut que je magnétise aussi, moi, quand je serai sortie d'ici, et que je tâche d'avoir une somnambule. — Voulez-vous, Fanchette, que je vous magnétise encore, quand nous serons sortis d'ici ? — Oh, je le veux bien, — quand j'aurai le temps. »

« Je vais vous laisser un instant, et pendant mon absence vous changerez de linge, n'est-ce pas ? — Cela me ferait grand plaisir, mais on m'a tout volé ; — non, pas tout, puisqu'on vous a laissé de quoi changer. » Je lui donne du linge que j'avais fait prendre chez elle.

Fanchette vient de faire sa toilette assez convenablement ; elle me demande un coiffeur pour démêler ses cheveux, et enlever le sang qui les recouvre (il n'y en a cependant pas) ; je l'engage à se coiffer elle-même ; elle ne s'y prend pas trop mal, mais elle a tant souffert de la tête, elle a le cuir chevelu si douloureux, que cette opération est souvent accompagnée de cris et de larmes.

Fanchette se rappelle que ses cheveux étaient tenus par un petit cordon qu'elle me demande. Elle met un autre bonnet, et me prie de le bien serrer, n'ayant pas la force de le faire elle-même.

« J'avais, me dit-elle, une robe à raies brunes quand je suis entrée ici (c'est vrai), et on me l'a prise ; — vous êtes dans l'erreur, Fanchette, la voilà ; — où donc? — Là, près de vous (je la lui donne) ; — ah ! tant mieux ; — eh bien, je croyais qu'on me l'avait volée avec le reste. — J'ai la poitrine couverte de petits boutons, c'est comme une râpe. » La partie antérieure de sa poitrine est, il est vrai, entièrement couverte de petits boutons comparables à ceux de la miliaire.

Neuf heures. « Avez-vous encore froid, Fanchette? — Non, — je suis assez bien, mais si faible, si faible ! » — Tout, en effet, annonce chez elle une faiblesse, une prostration extrême : son pouls, l'expression de sa figure, ses mouvements, sa voix.

« Ah ! mon Dieu, que je suis fatiguée ! j'ai le corps brisé ; — si seulement je pouvais un peu dormir, mais ce lit est si dur. — Je vais vous laisser, Fanchette, peut-être dormirez-vous ; à demain. »

2 *novembre*. Sept heures du matin. Je l'entends tousser ; j'entre dans mon cabinet ; sa figure exprime

l'étonnement, mais elle ne porte plus le cachet de la folie.

« Vous êtes bien étonnée, n'est-ce pas, Mlle Fanchette, de vous trouver couchée ici? — Oui, Monsieur; — que m'est-il donc arrivé? — Vous venez d'être malade, vous avez eu une forte fièvre, mais rassurez-vous, vous êtes infiniment mieux. — Comment avez-vous passé la nuit? — J'ai été éveillée par un rêve, et alors (de sa voix de l'état de veille, seulement cette voix est très-faible; avec la timidité et la réserve que j'observais constamment chez elle quand elle m'adressait la parole) j'ai vu, je n'ose pas trop vous le dire, j'ai vu une lumière très-vive dans votre cabinet; il était on ne saurait mieux éclairé, et cependant je n'ai vu ni lampe, ni chandelle; j'ai pensé qu'il y avait, sans doute, du feu dans votre poële; j'y ai regardé, et je n'en ai pas vu. Cette lumière a duré cinq minutes à peu près. Je croyais rêver encore; cependant non, me suis-je dit, je suis bien dans le cabinet de Monsieur; voilà sa bibliothèque, son bureau.

» Mais, Monsieur, quel jour suis-je donc tombée malade, et quel jour suis-je venue ici? — Vous ne pouvez pas vous en souvenir, Mlle Fanchette; vous avez eu, comme je vous l'ai dit tout à l'heure, une très-grande fièvre; les personnes qui en sont atteintes ne se rappellent presque jamais ce qui s'est passé dans cet état; mais ne vous tourmentez pas, vous allez beaucoup mieux, je dirai même bien.

— Je vous ai fait placer ici, pour vous avoir plus près de moi, et vous donner tous les soins dont vous avez besoin.

» Voulez-vous prendre du café? — Croyez-vous, Monsieur, que je pourrai en prendre? — Certainement. Après votre café, vous sortirez un peu, cela vous fera du bien de prendre l'air; — oui, je le crois, mais je ne pourrai pas aller bien loin, car je me sens si faible! — Après cette petite promenade, vous prendrez un bain; — mais cela m'affaiblira davantage, Monsieur; — au contraire, cela fera cesser votre fatigue, cela vous remettra entièrement. Dans ce bain, vous prendrez une potion que je vous ferai préparer; puis, après, vous tâcherez de dormir un peu, et quelques heures de sommeil vous rendront entièrement vos forces. — Je vous remercie beaucoup, Monsieur, des soins que vous m'avez donnés, je vous en suis bien reconnaissante. »

Je lui fais porter une tasse de café à la crême qu'elle prend avec plaisir.

Mme de Résimont va lui demander aussi des nouvelles de sa santé: Fanchette lui répète à peu près ce qu'elle m'a dit, et elle ajoute qu'elle s'attendait, depuis quelque temps à être malade, parce qu'elle souffrait assez souvent de la tête, et qu'elle avait parfois la vue extrêmement troublée.

Tout se passa comme il avait été convenu, et comme Fanchette me l'avait annoncé: elle sortit accompagnée par une bonne qui lui donna le bras, et elle gagna, à grande peine, une délicieuse promenade, l'Esplanade, qui n'est pas très-loin de chez moi. A son retour, elle prit un bain, et dans ce bain la potion indiquée; puis elle dormit pendant cinq heures d'un sommeil très-calme.

A son réveil, plus de fatigue; et rien n'aurait pu décéler ce qui venait de se passer en elle, s'il ne lui était resté un peu de strabisme, de l'œil gauche surtout; strabisme qui a persisté après cette crise, et qui avait surtout lieu au moment où, magnétisée, elle allait entrer en somnambulisme, et aussi quand elle en sortait.

5 *novembre*. Fanchette s'est fort bien portée depuis lundi dernier; je la mets en somnambulisme pour avoir encore quelques renseignements sur sa crise.

Je lui demande pourquoi elle a eu un redoublement de fureur dans la nuit du vendredi au samedi? elle me répond qu'elle l'attribue à ce que je lui ai ordonné sévèrement de se coucher lorsqu'elle s'était levée pour la troisième fois déjà; que j'ai eu bien tort, puisqu'elle m'avait recommandé, en m'annonçant sa crise, de la conduire toujours avec beaucoup de douceur; elle ajoute que j'avais aussi trop serré le lien placé par dessus sa poitrine, et qu'il exerçait une forte compression non seulement sur sa poitrine, mais encore sur l'épigastre où elle souffrait beaucoup alors; le lavement qu'elle avait pris ce jour là, n'ayant pas été assez laxatif, puisqu'on n'y avait pas mis la quantité d'huile indiquée, ne lui avait pas procuré une selle assez copieuse.

La somnambule continue à me parler de sa crise; revient sur tout ce qui s'est passé sans paraître en être affectée le moins du monde. « Que j'étais laide dans cet état, me dit-elle! — je vous ai fait bien du mal; ne m'en parlez pas quand je serai éveillée. — Je vous ai dit, lundi matin, que j'avais été éveillée par un rêve, c'est vrai: après avoir dormi pendant deux heures, j'ai rêvé que j'étais malade; ce bienheureux rêve m'a éveillée; je me le suis rappelé, et il m'a rendue à la raison. — Je vous ai dit aussi que j'avais vu clair un instant pendant la nuit au moment où la raison m'était revenue, c'est encore vrai; il le fallait, car si je n'avais pas su où je me trouvais, j'aurais eu une frayeur extrême, qui m'aurait rendue bien malade.

Pendant ma crise, je ne pouvais vous parler quand vous m'aviez magnétisée, et lorsque vous m'offriez à boire et à manger, je vous répondais *oui* avec beaucoup de difficulté, parce que, dès le premier jour, vous m'avez magnétisée par la tête, ce qui n'avait pas encore eu lieu jusque là; cela me la rendait très-lourde, me l'engourdissait, et ma langue se ressentait tellement de cet engourdissement, que je pouvais à peine la mouvoir.

J'ai souffert davantage de l'estomac le jour que

je me suis éveillée sans avoir dîné; vous auriez dû me magnétiser seulement un instant avant l'heure de mes repas (elle ne me l'avait pas dit).

Pendant ma crise, mes nerfs ont été beaucoup plus agités que mon sang; — j'ai eu les yeux bien malades, la vue bien troublée. — Si je n'avais pas été magnétisée, le travail qui devait se faire en moi n'aurait pas eu lieu, et je serais morte (1).

J'aurais craint de fatiguer le lecteur en déroulant à ses yeux tout ce qui s'est passé pendant cette crise, sans lui faire grâce du moindre détail, si les circonstances dont elle est entourée n'en faisaient un cas on ne saurait plus extraordinaire, tout à fait insolite.

Sans m'appesantir davantage sur le fait d'aliénation mentale, je demanderai s'il est possible de ne pas reconnaître une affection cérébrale très-prononcée, très-grave, dans les symptômes que j'ai observés? Ainsi, dès le début: conjonctivite portée

---

(1) Après cette crise, la lucidité de Fanchette augmenta un peu; elle se maintint pendant quelque temps encore, puis elle diminua, elle cessa d'être aussi constante: il arriva très-souvent à la somnambule de se tromper.

au plus haut degré, convulsion fréquente du globe de l'œil, strabisme très-prononcé, perturbation profonde dans la vision, puis contractions des muscles de la partie postérieure du tronc qui renversent fortement la tête en arrière, augmentation de la chaleur de la peau, élévation du pouls dans les moments de paroxysme, constipation opiniâtre. A ces symptômes se joint une douleur constante à l'épigastre (1), douleur qui, le quatrième jour de la crise, est accompagnée d'un vomissement de sang, d'une hématémèse que la malade m'avait annoncée.

Je pourrais rappeler d'autres symptômes encore, d'autres accidents, mais je ne veux m'occuper que

---

(1) Cette douleur de la région épigastrique est, pour moi, le point de départ de la crise et de tous les phénomènes qu'elle a présentés, car la somnambule m'a dit, en me l'annonçant, qu'un travail se ferait chez elle à l'endroit par lequel elle *voyait*, l'épigastre, et que ce travail s'étendrait à la tête dont elle souffrirait beaucoup.

« Le cerveau, a dit Broussais, dans son Traité de l'irritation et de la folie (page 441), est placé entre deux ordres de stimulations; celles qui lui viennent par les nerfs des sens externes, celles qu'il reçoit des nerfs des viscères intérieurs. » Ici la stimulation du cerveau lui est venue par les nerfs de l'estomac, l'irritation de ce viscère et de ses nerfs, s'est propagée jusqu'à lui. Cette irritation *sui generis*, ne pouvait produire qu'un effet, qu'une maladie également *sui generis*, et qui, à son tour, ne pouvait être combattue efficacement que par un moyen qui lui fut approprié.

de ceux qui ne peuvent être simulés, et ceux que je viens d'énumérer ne peuvent l'être; ils suffisent bien aussi, je pense, pour constituer une affection cérébrale très-grave. Eh bien, cette affection, qu'a-t-il fallu pour la guérir? se conformer aux indications de la malade, indications qui, j'en conviens, paraîtraient puériles, absurdes même à ceux qui ne sont point initiés au magnétisme. — Et cependant que serait-il arrivé si je ne m'étais conformé en tout à ces indications? Que serait-il arrivé si cette malheureuse n'avait pu être soignée par moi; si elle avait été confiée, je suppose, aux soins d'un médecin non seulement étranger au magnétisme, mais ignorant ce qui s'était passé, ce qui m'avait été annoncé, indiqué par la malade, et ne voyant chez elle qu'une affection cérébrale, une encéphalite ou une méningite produisant la folie, et qu'il fallait traiter par les moyens ordinaires?

Je dois faire observer que cette crise, toute extraordinaire qu'elle soit, n'est pas sans exemple : le docteur Bertrand cite, dans son Traité du somnambulisme, page 178, une crise qui a de l'analogie avec elle.

« La même somnambule, dit le docteur Bertrand, me fit une prédiction qui mérite que j'en fasse une mention particulière; elle m'annonça, dans son sommeil, que sa maladie se terminerait par un délire furieux qui durerait quarante-deux heures; et plus de quinze jours d'avance, elle me prédit qu'elle perdrait la raison le vendredi 20 octobre, à dix heures après midi, et qu'elle ne reviendrait à elle que le dimanche 22, à huit heures du matin. Le délire arriva comme elle l'avait annoncé; je ne la quittai presque pas pendant tout ce temps, et quand je n'étais pas auprès d'elle, quelques-uns de mes amis voulaient bien me remplacer.

» Je n'ai jamais rien vu de pareil à ce qu'elle présenta pendant ces deux jours; et certainement la seule crainte de sa prédiction, quand même elle l'aurait connue, n'aurait pas été capable de produire un effet aussi durable. Il faut ajouter qu'ayant entièrement perdu l'usage de la raison et tout souvenir de son état ordinaire, elle n'en sortit pas moins à l'heure qu'elle avait indiquée, de l'état d'aliénation complète où elle se trouvait (1).

---

(1) « Je crois devoir faire ici une remarque qui me paraît curieuse. Le délire se manifesta à l'heure indiquée, et son invasion fut très-brusque, c'est-à-dire que la malade passa subitement de l'état de raison à un état de démence complète. Cependant, comme je l'observais avec soin depuis plusieurs jours, je crus reconnaître en elle, dès la veille, une modification des facultés intellectuelles, assez légère à la vérité, mais très-importante; car tous les traits qui se présentèrent d'une manière tranchée dans le délire du lendemain, parurent, la veille, comme des nuances dans ses paroles et dans ses actions. Elle eut, pendant toute la soirée, un penchant marqué à faire ce qu'on appelle *des folies*. Quoiqu'elle eut toujours été étrangère à toute littérature, elle s'efforça de faire, à sa manière,

» Concluons de ce que nous venons de dire, que la malade ne conservait aucun souvenir des prédictions qu'elle avait faites en somnambulisme, et qu'au surplus plusieurs des accidents prédits étaient de nature à ne pouvoir être produits par son imagination, quand même elle aurait su dans l'état de veille qu'elle pouvait en être menacée. »

M. de Laulanié rapporte également un fait analogue, dans les Annales de Strasbourg, tome 2, page 212 :

« Le 16, en crise magnétique, dit M. de Laulanié, le malade m'annonça une attaque de folie qui devait le prendre le 18 du même mois, à sept heures du matin, et durer jusqu'à deux heures après midi ; il ajouta que si je ne le gardais pas, indubitablement il se détruirait ; que moi seul je pourrais le garder, qu'il fallait éloigner de lui toutes sortes

---

des couplets sur quelques événements qui lui parurent plaisants. Je fus très-frappé de cette circonstance, quand je vis le lendemain que, dans son délire, sa principale occupation était de rimer, de sorte qu'elle ne prononçait pas un mot sans lui chercher une rime. Il en fut de même de tous les autres caractères de sa folie momentanée. Pendant tout le temps qu'elle dura, elle ne cessa de dire des injures à toutes les personnes qui l'entouraient, et de tenir les propos les plus offensants sur le compte de ceux pour lesquels elle avait toujours eu le plus grand respect ; or, dès la veille, tout cela s'était déjà manifesté par un penchant à la médisance qui ne lui était pas ordinaire. »

d'armes, car s'il en trouvait, il les tournerait contre lui. — Tout a eu lieu comme il l'avait annoncé. »

Qu'il me soit permis de le dire une fois encore, en terminant, je crois le magnétisme appelé à servir d'auxiliaire à la médecine, à remplir surtout un rôle important dans le traitement des névropathies; je désire donc, de toutes mes forces, voir augmenter le nombre des Médecins qui s'occupent sérieusement d'une science dont l'application sage et éclairée, ne pourra qu'ajouter aux services qu'ils sont à même de rendre chaque jour à la société.

FIN.

TABLE DES MATIÈRES.

FIN DE LA TABLE.

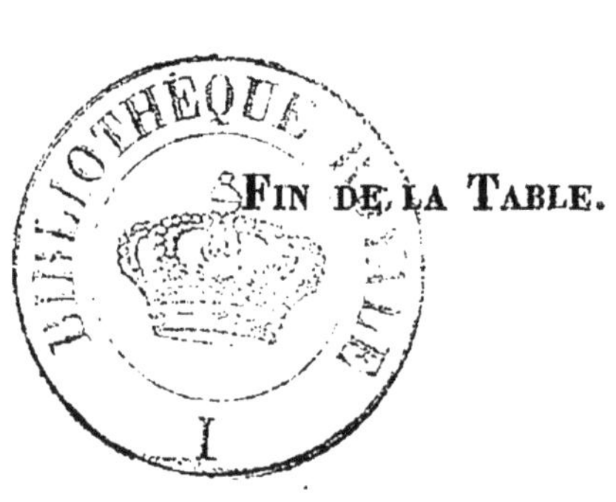

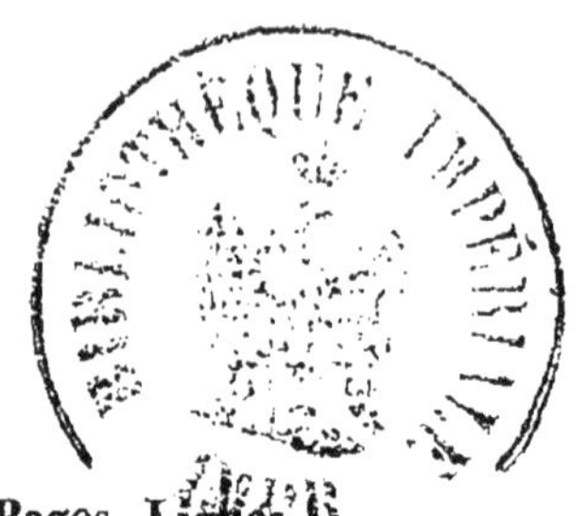

ERRATA.

Pages.	Lignes.	
7	20	du tronc — *lisez* du tronc en arrière.
9	24	les extases cataleptiques — *lisez* les accès d'extase cataleptique.
23	17	faite — *lisez* faite depuis.
25	Note	hémiplégie — *lisez* sémi-paraplégie.
31	17	cessa — *lisez* cesse.
64	13	cinquante — *lisez* cinq.
79	4	des aphonies — *lisez* de l'aphonie.
85	5	l'eau — *lisez* de l'eau.
93	27	noisette — *lisez* noix.
99	29	hier soir — *lisez* ce matin.
101	12	avant le milieu — *lisez* avant le mois.
112	9	j'ai rarement — *lisez* j'ai souvent.
112	10	mais ils sont — *lisez* et ils sont.
120	14	dix heures — *lisez* six heures.
186	27	se trouvait — *lisez* se trouve.
241	7	voyez page 142 — *lisez* voyez page 143.

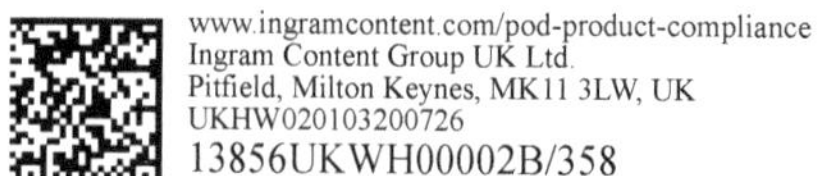

www.ingramcontent.com/pod-product-compliance
Ingram Content Group UK Ltd.
Pitfield, Milton Keynes, MK11 3LW, UK
UKHW020103200726
13856UKWH00002B/358

9 782012 3989